汉竹编著●健康爱家系列

血糖控制
一本就够

XUETANG KONGZHI YIBEN JIUGOU

李 宁 李乃适 / 主 编

江苏凤凰科学技术出版社

·南京·

主 编

李 宁 李乃适

编委会（按姓氏拼音排序）

侯丽萍 黄开颜 时 黛 汤 帅
王海英 王敏琴 徐 岩 赵 洲

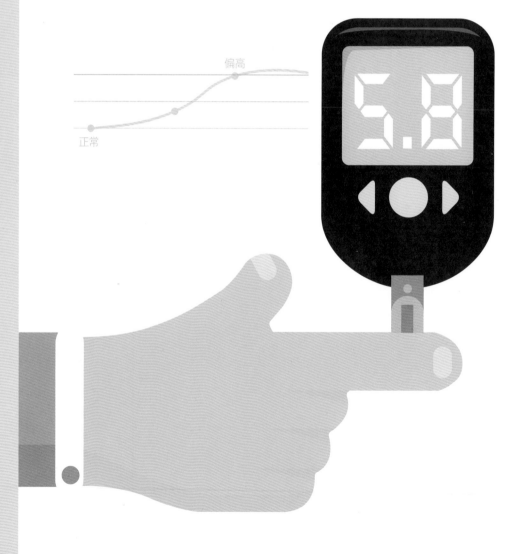

导 读
Introduction

　　每 100 个中国人中约有 10 个患有糖尿病！然而，比这更可怕的是，剩余的人有一半是糖尿病的"后备军"！

　　管住嘴、迈开腿，是防治高血糖的基础。在这里，北京协和医院营养师李宁将告诉你：什么食物适合糖尿病患者吃；如何健康吃主食和水果；如何挑选饮品；什么食物要少吃或不吃；怎样运动才能让血糖稳定地降下来。让你吃得放心，动得安全！早监测、早诊断、早治疗是治疗糖尿病的有效手段。北京协和医院内分泌科专家李乃适教你轻松看懂化验单，给广大"糖友"提供专业的用药指导和日常监测方法。只要用心并且努力，糖尿病是完全可以预防和控制的。

　　稳定血糖是阻止并发症发生的关键。糖尿病的慢性并发症往往是悄悄到来，不易引起广大糖尿病患者的重视，而一旦表现出临床症状，往往病变已经不可逆或只有部分可逆。那么，我们如何做才能预防慢性并发症的发生？如果发生了，我们该如何控制？家人该如何护理？在这里都可以找到答案。

　　每次小编催稿，两位医生都会请求宽限些时日，因为提供的每个方法都要反复斟酌，每一处数据都力求有据可依。编写书稿历时两年，只希望能为糖尿病前期患者、糖尿病患者以及糖尿病并发症患者提供实际、有效的指导，让更多人受益。照着本书做，不仅能让你的血糖降下来，更能稳定住。

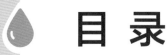

目 录
Contents

第一章 血糖可控可调，关键靠自己

第二章　早监测早诊断早控制

第三章 饮食管理是稳定血糖的前提

第四章 合理运动，自然有效降血糖

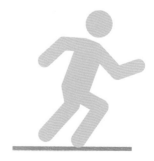

第七章 不控糖的后果——并发症悄悄到来

第八章 高风险人群平稳降血糖

第一章

血糖可控可调，
关键靠自己

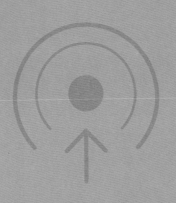

即使血糖不高，也要了解糖尿病

我国社会经济的飞跃发展使人们的物质生活显著改善，也使人们的生活方式产生了巨大的变化。随着生活水平和医疗保健水平的稳步提升，人均寿命显著增加，60 岁以上老人的数量逐渐增加，我国的人口结构逐渐老龄化，糖尿病也从少见疾病变成"流行病"。根据我国近十几年的流行病学调查，糖尿病发病率呈逐年上升趋势：

糖尿病发病率	2.69%	9.7%	11.6%
	2002 年	2010 年	2013 年

每 100 个中国人中约有 10 个患有糖尿病，从流行病学角度看，这个数据是非常令人担忧的。然而，更可怕的是，剩余的人有一半是糖尿病的"后备军"！ 2013 年发布的《中国成人糖尿病流行与控制现状》显示，我国糖尿病前期的发病率高达 50.1%。

只有了解糖尿病，才能提高生活质量、延长生命

民以食为天，说明饮食对人的重要性。当摄取的食物不能被机体有效吸收、利用，那事情就大了。再者，人生存在自然环境中，无时无刻不接触来自外界的其他生物，包括细菌、病毒等微生物。

当血糖升高，说明机体自身不能利用能量，而能量摄入不足会导致体重和体力下降，抵抗力也随之下降，这样就给了病菌可乘之机。同时，丰富的碳水化合物供给，使病菌迅速繁衍，所以糖尿病患者很容易出现皮肤、呼吸道、消化道、泌尿系统等各类感染。

总之，了解糖尿病，我们不能只看眼前的症状，应该更加充分地了解这个疾病的发生、发展及结局，这样才能更好地预防及控制疾病，提高生活质量，延长生命。

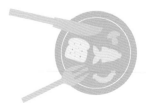

血糖为什么会升高

血液中所含的葡萄糖，称之为血糖。我们都知道三大营养物质：碳水化合物（糖类）、蛋白质和脂类，它们提供生命活动所需要的一切热量。

碳水化合物主要包括各种单糖（如葡萄糖、果糖、半乳糖）、二糖（如蔗糖、麦芽糖、乳糖）、多糖（如淀粉、糖原）。葡萄糖是一种单糖，可以直接被人体吸收利用，其余碳水化合物能在体内转化为葡萄糖后被吸收利用。碳水化合物的主要功能是为人体提供能量，人体所需能量约 70% 是由碳水化合物提供的。

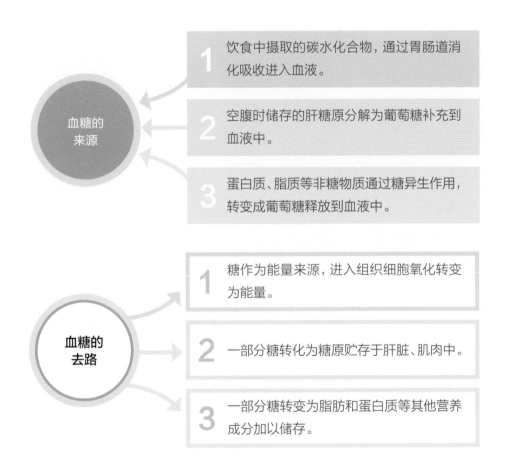

血糖的来源

1 饮食中摄取的碳水化合物，通过胃肠道消化吸收进入血液。

2 空腹时储存的肝糖原分解为葡萄糖补充到血液中。

3 蛋白质、脂质等非糖物质通过糖异生作用，转变成葡萄糖释放到血液中。

血糖的去路

1 糖作为能量来源，进入组织细胞氧化转变为能量。

2 一部分糖转化为糖原贮存于肝脏、肌肉中。

3 一部分糖转变为脂肪和蛋白质等其他营养成分加以储存。

血糖的转换过程受一系列内分泌激素的调控，以上任意环节发生变化，如葡萄糖的来源过多、去路减少，或调节糖代谢的激素变化，都有可能造成人体血糖的升高。

糖尿病的四大类型

1型糖尿病	• 1型糖尿病病因至今不明。 • 好发于儿童期。 • 也可能发生在一生中任何年龄段。 • 占糖尿病总数的 5%~10%。 • 因常规必须使用胰岛素，所以曾被称为胰岛素依赖性糖尿病。 • 起病通常较急，多饮、多尿、多食、体重减轻等症状明显。
2型糖尿病	• 遗传倾向比较明显。 • 好发于成年人，但近年来有年轻化趋势。 • 占糖尿病总数的 90% 左右。 • 早期依靠控制饮食或服用降糖药物可控制病情。
特殊类型糖尿病	指由明确病因引起的糖尿病，如： • 胰腺疾病造成胰岛素无法合成。 • 其他内分泌原因引起对抗胰岛素的激素分泌太多。 • 一些罕见的遗传性疾病。 • 药物或化学品引起的糖尿病。
妊娠糖尿病	• 妊娠过程中出现的不同程度的糖耐量异常。 • 大部分患者分娩后糖耐量恢复正常。 • 病情严重与否直接影响胎儿的健康，可引起流产、早产、胎死宫内、巨大儿等。 • 大约有 60% 的妊娠期糖尿病患者，在分娩后 15 年内可能发生糖尿病，以 2 型糖尿病为主。

胰岛、胰岛素和血糖的关系

在我们体内的胰腺组织内有一个个的细胞团，我们称之为"胰岛"。胰岛上主要有两种细胞，分别为 β 细胞和 α 细胞。胰岛就像一个精密的仪器：当胰岛 β 细胞感知到血糖升高时，便开始分泌胰岛素进入血循环；当身体感知到血糖降低到一定程度时，胰岛 α 细胞即开始分泌胰高血糖素进入血循环，两者共同维持血糖稳定在一定范围内。

胰岛与胰岛素、胰高血糖素的关系就像工厂与产品 1、产品 2 的关系，其中高血糖就是启动工厂加工生产产品 1 的按钮。只要工厂正常运行，就可以源源不断地生产出合格的产品。

胰岛素是唯一的经典降糖激素

胰岛素是人体内唯一的经典降糖激素，也是维持体内血糖水平稳定的重要调节激素：当血糖升高时，胰岛 β 细胞就开始分泌大量的胰岛素进入血循环。胰岛素像一把把"钥匙"，它们能打开组织细胞膜的大门，让葡萄糖迅速地进入细胞内，一方面使血糖水平恢复正常，另一方面可以为细胞提供葡萄糖作为细胞氧化产能的原料。如果因各种原因导致胰岛素分泌减少（钥匙少了），胰岛素结构异常（钥匙不好用），或者细胞膜上的受体异常（锁生锈了），都可能妨碍血液中的葡萄糖进入到细胞内，导致血糖升高。

胰岛决定胰岛素质量的好坏

胰岛素对血糖的调节是必不可缺的，人体内胰岛素数量的多少、质量的好坏又和谁有关呢？我们常听到"胰岛功能"一词，它指的就是胰岛细胞分泌胰岛素的功能。

一是胰岛细胞的自身分泌能力　←　**胰岛功能的好坏要从两个方面看**　→　二是胰岛细胞生产的产品（胰岛素）质量

　　当发生"锁"有点"生锈"或"门变形了"这类问题时，"钥匙"胰岛素的功能效率就会大为下降，继而促使 β 细胞拼命工作，这就是"胰岛素抵抗"。胰岛素抵抗不是机体内的胰岛素少了，而是太多了，这也是我们常说的"质量不够数量凑"。

　　但胰岛细胞也不是"不食人间烟火的神仙"，可以无休无止地工作，最终它会因过度劳累而永远离开"降糖"这个岗位，随之而来的是难以控制的高血糖及糖尿病并发症。随着医学技术的发展，人们可以从体外输入胰岛素这把"钥匙"，这样就有了"开锁的工具"。

　　不过，糖尿病当前依然是一个难以治愈的终身性疾病，且容易产生并发症，原因在于血液中高水平葡萄糖会"糖化"各种组织蛋白，最终导致各种糖尿病并发症，造成脑、心脏、神经、眼和肾脏等重要器官的损害，甚至导致残疾或死亡。

▪ 糖尿病与胰岛素的关系

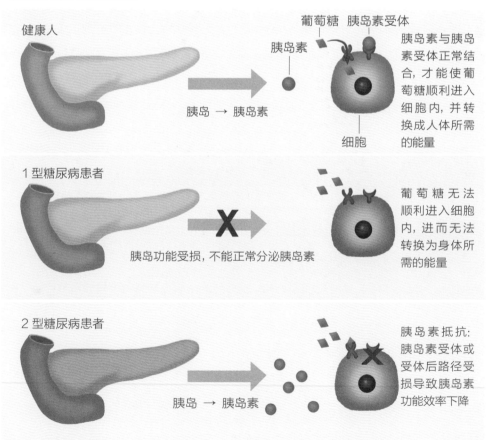

糖尿病与遗传的关系

很多医学研究成果都证明，无论是 1 型还是 2 型糖尿病都与遗传因素有关，而且成年后发生的糖尿病与遗传因素的关系更密切。

2 型糖尿病与遗传、生活习惯、社会环境等因素有关

2 型糖尿病的发生风险主要取决于不可改变的危险因素和可改变的危险因素，危险因素越多，风险越高。以下为 2 型糖尿病的危险因素表：

不可改变因素	可改变因素
年龄	糖耐量异常或合并空腹血糖受损（极高危）
家族史或遗传倾向	代谢综合征或合并空腹血糖受损（高危人群）
巨大儿生产史	超重、肥胖与体力活动减少
妊娠糖尿病史	饮食因素与抑郁
多囊卵巢综合征	可增加糖尿病发生风险的药物
宫内发育迟缓或早产	导致肥胖或糖尿病的社会环境

双亲患有糖尿病，子女一定会患糖尿病吗

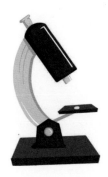

糖尿病虽然与遗传因素有关，但父母双方均为糖尿病患者，子女并不一定患糖尿病。因为糖尿病不是传统意义上的遗传病，糖尿病的发生也并非完全由遗传因素决定，还与生活习惯、社会环境等因素有很大关系，比如缺乏运动、营养过剩等。

糖尿病的遗传性只是说糖尿病患者的子女会比别人更容易患糖尿病。如果生活方式健康，也可以避免发生糖尿病；如果生活方式不健康，则很容易发生糖尿病。因此有糖尿病家族史的人更应采取健康的生活方式（控制饮食、避免肥胖、增加运动等），这样就可以有效预防糖尿病。

高血糖"青睐"哪些人

人们通常不愿坏的事情发生在自己身上,但随着物质生活水平的提高、人口老龄化的加剧,糖尿病确实离我们越来越近了。

20 岁以上成年人糖尿病患病率达 10%

2007—2008 年, 在中华医学会糖尿病学分会的组织下, 全国 14 个省市进行了糖尿病的流行病学调查。结果显示, 我国 20 岁以上的成年人糖尿病患病率近 10%, 也就是说, 目前大约每 10 个人中就有 1 个人患有糖尿病。据 2013 年全国性调查结果显示, 糖尿病患病率已达到 10.9%。

超重、高血压、血脂异常的人群易患 2 型糖尿病

具有下列任何一个及以上糖尿病危险因素者, 可视为 2 型糖尿病的高危人群:

- 超重(BMI ≥ 24)或肥胖(BMI ≥ 28)和(或)中心型肥胖(男性腰围 ≥ 90 厘米, 女性腰围 ≥ 85 厘米); 肥胖的程度越严重, 时间越长, 患糖尿病的危险性就越高。
- 有糖尿病家族史的人。父母、子女或兄弟姐妹中有患糖尿病者, 即为有糖尿病家族史。
- 糖耐量受损的人和伴有其他代谢性疾病的人。
- 年龄在 40 岁以上的人发病率更高, 要注意定期去医院体检。
- 分娩过体重 4 千克以上新生儿的女性, 或有妊娠糖尿病史的女性。
- 生活方式以静坐为主。
- 高血压 [收缩压 ≥ 140 毫米汞柱和(或)舒张压 ≥ 90 毫米汞柱], 或正在接受降压治疗。
- 血脂异常 [高密度脂蛋白胆固醇(HDL-C)≤ 0.91 毫摩尔 / 升和(或)甘油三酯(TG)≥ 2.22 毫摩尔 / 升], 或正在接受调脂治疗。
- 动脉粥样硬化型心脏病患者。
- 长期服用抗精神病药物和(或)抗抑郁药物以及其他可能导致血糖升高的药物。

警惕糖尿病的迹象

大家熟知的糖尿病症状为"三多一少"（即多饮、多食、多尿、体重下降）。许多糖尿病患者疑惑，我并没有这些症状，怎么得了糖尿病呢？甚至有的糖尿病患者首次就诊就有很严重的慢性并发症了。

实际上，不是所有患者都会有"三多一少"的症状，大多数糖尿病的起病非常隐匿，不易被发现，许多是通过体检才发现的。以下是糖尿病患者的一些常见症状和体征，但需要注意许多糖尿病患者可能没有任何临床表现。

NO.1 多尿多饮

尽管多饮会被更多人所关注，但根源其实是多尿。当血糖升高到一定程度，机体就会将糖随尿排出，这样就导致了尿糖阳性。而随着糖的排出，水也随之从尿中带出体外，这叫"渗透性利尿"。这样一来，机体血容量有所下降，会刺激大脑渗透压感受器（口渴中枢），患者随即出现口渴的感觉，从而大量饮水。

NO.2 多食

由于糖尿病患者血糖升高到一定程度，能量以尿糖的形式大量流失，同时又存在胰岛素缺乏（无论是相对还是绝对），导致葡萄糖不能顺利进入细胞作为能量来源，所以人体处于能量相对缺乏的状态，需要进食来补充能量，表现为多食。

NO.3 不明原因体重下降

糖尿病患者由于胰岛素分泌不足或胰岛素抵抗，导致葡萄糖利用障碍，如此一来，人体所需要的能量只能靠分解体内脂肪和蛋白质来提供，从而导致患者体重下降。

NO.4 伤口久不愈合

由于糖尿病患者往往存在外周血管病变，影响伤口周围组织的血供，加之糖尿病患者营养丢失严重，从而导致伤口愈合困难。

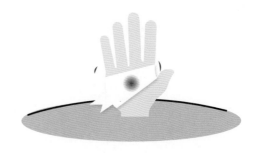

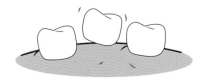

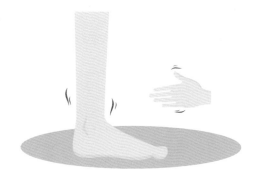

NO.5 牙齿松动、牙痛

长期糖尿病可能造成牙槽骨骨质疏松，进而造成牙齿松动；高血糖时，口腔容易继发感染，引起牙周炎、口腔炎。

NO.6 乏力、眼皮下垂，总是感到倦怠

身体困倦是胰岛素绝对或相对不足造成血糖高，但机体细胞内缺糖的表现。

NO.7 性功能障碍

据调查，男性糖尿病患者合并勃起功能障碍者约占50%。长期高血糖可导致神经及血管病变，从而引起男性性功能障碍。所以，以往性功能正常的中年男子，发生阳痿或勃起不坚时，应及时化验血糖，以排除糖尿病。

NO.8 视力减退

糖尿病可引起视网膜病变及白内障，从而影响视力，发病率随着病程与年龄的增加而升高。其中，糖尿病性视网膜病变对视力影响最严重，常常因视网膜出血而造成视力突然下降。

NO.9 皮肤瘙痒或手足部水疱疹

有些人总是无缘无故感觉皮肤瘙痒，这是因为高血糖会刺激皮肤神经末梢引起皮肤瘙痒，特别是女性会阴部瘙痒尤为常见。另外，常在没有任何诱因的情况下，会突然出现外观颇似灼伤的水疱，不痛不痒，多见于手、足以及足趾。

NO.10 手脚麻木

糖尿病可引起末梢神经炎，表现为对称性的手足麻木、疼痛、灼热、感觉减退或消失，也有患者会产生走路如踩棉花的感觉。

NO.11 异常排汗

糖尿病性自主神经病变会出现汗液分泌异常，即便天气不热也常常大汗淋漓（尤其是吃饭时），且以颜面、上身为主，下肢出汗较少。

NO.12 胃肠功能紊乱

糖尿病性自主神经病变常可影响胃肠道功能，使胃肠道蠕动减慢，胃排空延迟，患者表现为腹胀或顽固性便秘。此外，也有少数患者表现为慢性腹泻，或腹泻与便秘交替，通常不伴有腹痛及脓血便，而且使用抗生素无效。

NO.13 呼吸有异味

呼吸时有烂苹果味，重者连汗液、泪水都有类似气味，应警惕糖尿病急性并发症酮症酸中毒。

NO.14 脖子发"黑"

一部分 2 型糖尿病患者表现为高胰岛素血症造成皮肤褶皱处皮肤棘状增生，又名黑棘皮病，提示有严重的胰岛素抵抗。

NO.15 反复尿路感染

女性尿道较短，本身就比男性容易发生尿路感染。当糖尿病患者血糖控制不佳时，尿糖含量较高，尿道就成了各种病菌（细菌、真菌等）的滋生地。如果同时合并"神经源性膀胱"（控制排尿功能的神经受损而引起的膀胱尿道功能障碍），导致尿潴留，将使尿道感染的机会进一步增加。

NO.16 餐前饥饿难忍及低血糖

在糖尿病的初期，有些患者或尚未达到糖尿病诊断标准者并没有典型的"三多一少"症状，而是常常表现为餐前饥饿难忍及低血糖。

其原因是 2 型糖尿病患者胰岛素分泌延迟，与血糖的变化不同步，餐后血糖达到高峰时，胰岛素分泌却没达峰值；到下一餐前血糖回落时，胰岛素分泌反而达到高峰，这样就造成了低血糖（反应性低血糖），引发餐前严重的饥饿感。所以，除了警惕多饮、多食、多尿、体重下降的症状外，还应警惕餐前饥饿难忍及低血糖，以便早做诊断及干预。

 专家提醒

有些糖尿病患者甚至没有任何不适症状，只是在偶然体检时发现血糖增高，被医生诊断为糖尿病，才开始重视。因此，不能仅根据症状来判断糖尿病，特别是教科书式的"三多一少"典型症状来判断，还需结合患者病史、体格检查和临床检验进行诊断。

"细腿大肚子"：
中国糖尿病患者的特征

我国医学研究者发现，"细腿大肚子"是中国糖尿病患者的特征。一直以来，人们都认为肥胖与糖尿病有密切联系；但是，我国肥胖人群的比例虽然不及外国高，糖尿病的发病人数却一点也不少。

偏胖的糖尿病患者，脂肪主要在腰腹部

我国偏胖的糖尿病患者多是中心型肥胖，即脂肪主要集中在腰腹部，而臀部和腿部较细，是典型的"细腿大肚子"。

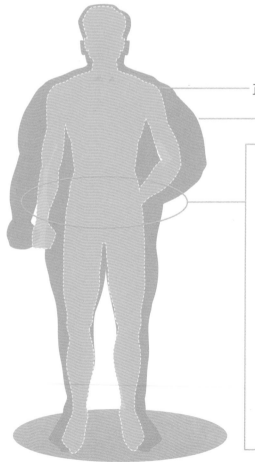

—— 正常型

—— 细腿大肚子型

腹部脂肪过多，
使胰岛素敏感性降低

腹部脂肪过多，会使胰岛素敏感性降低，导致胰岛素不能对身体产生本应有的全部作用。对此，解决的办法就是少吃多动。不要吃到酒醡肠满，要给肠胃留一点空间；多运动，即使没有太多时间专门运动，也不能总是坐着或躺着。当你周围有人出现"细腿大肚子"的倾向时，要提醒他们该注意血糖、血脂和血压状况了。

血糖高不可怕，并发症危害大

对于糖尿病患者来说，短暂的高血糖并不可怕，因为可以想办法对血糖加以控制，可怕的是长期高血糖引起的多种糖尿病并发症。

糖尿病并发血管病变会损伤身体各器官

据统计，90%以上的糖尿病患者会出现血管病变，80%以上的糖尿病患者最终死于血管病变引起的疾病。国内一位著名糖尿病专家说过这样一句话："糖尿病患者，大多数都是血管受损患者。"

长期的高血糖，使我们的血管、神经都被浸泡在"糖水"里，引起功能和结构损坏。血管是各个脏器营养物质运输的"公路"，一旦受到破坏，各个组织器官功能也将受损。

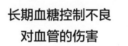

长期血糖控制不良
对血管的伤害

大血管受到损害	微血管病变
引起冠心病、缺血性或出血性脑血管病、肾动脉硬化、肢体动脉硬化等，并可引起脑卒中、心肌梗死等严重危及生命的并发症。	可累及全身各组织器官，主要表现在视网膜、肾、神经和心肌组织，其中以糖尿病并发肾病及视网膜病变尤为严重。

神经损害的影响

神经系统遍布我们的全身，对维持各项生理活动十分重要。糖尿病患者如果长期血糖较高，其神经系统可能会受到损害，进而造成很严重的后果。

周围神经系统分为感觉神经和运动神经。感觉神经受到损害可能会造成感觉异常等，增加患者的痛苦；运动神经受损可能会造成肌肉萎缩等。

除周围神经系统病变外，自主神经病变和中枢神经病变同样不可小视。自主神经对维持人体基本生命活动十分重要，发生病变可能会引起泌尿系统、生殖系统异常，肠胃功能紊乱等。而中枢神经病变可能会引起走路不稳、认知能力下降等。

神经系统病变的症状复杂多样（具体可参见第七章），其后果也各不相同。而且有些症状常常被我们忽视，这无疑增加了神经系统病变的危险性。所以，患者在日常生活中应当警惕糖尿病的神经损害，一旦察觉到相关症状，要及时进行处理。

糖尿病合并高血压的风险更高

高血压是常见的糖尿病合并症之一，对糖尿病患者具有非常不利的影响。糖尿病合并高血压除了可能会合并血脂异常、肥胖、超重外，还会增加其他合并症的发生风险，比如脑卒中、肾病、视网膜病变等。所以，糖尿病患者应当重视自己的血压状况，就诊时应常规测量血压。

2 型糖尿病患者脂肪肝的患病率接近 50%

2 型糖尿病患者并发脂肪肝的概率非常高，对人体的伤害极大。脂肪肝会加重胰岛素抵抗，造成糖代谢紊乱；重度脂肪肝还会影响葡萄糖在体内的转化储存，最终影响血糖控制。

所以，在日常生活中，"糖友"要保持健康的生活方式。多吃蔬菜，控制体重，限制酒精，经常运动，注意肝脏体检，按照医嘱用药。

视网膜病变引起视力减退

长期高血糖将损伤视网膜的微血管，引起血管内皮细胞功能异常，产生局部的"新生血管"，以满足视网膜耗能的需要。但脆弱的新生血管极易出血，造成视力减退甚至失明。

如果视网膜损害刺激新生血管增长，则为增殖性视网膜病变，否则叫非增殖性视网膜病变，前者对视力的危害更大，可引起眼底纤维增生。

合并冠心病会使心肌梗死发生率增加

糖尿病患者比普通人更易发生冠心病，而且合并冠心病往往病变比较严重（如右冠状动脉病变等）。患者发生无症状心肌梗死的概率会增加，健康状况受到很大的影响。

糖尿病患者预防冠心病，关键是要降低血脂、血糖及血压，具体需要从生活方式、正确防治等方面着手进行（可参见第七章）。比如，患者在饮食中应当减少反式脂肪酸、高胆固醇食物的摄入，在生活中保持心情舒畅、戒酒戒烟等。

糖尿病可能会引起"烂脚"

糖尿病患者下肢血管的病变及神经病变是导致足部溃疡、坏疽的原因，严重的糖尿病足甚至需要"弃车保帅"高位截肢来保住性命。在糖尿病并发症中，糖尿病足是较为严重的并发症之一，而且治疗费用也相当昂贵。

血糖要降下来，更要稳得住

糖尿病的治疗目标是保持良好的代谢控制，维持胰岛细胞功能，使血糖达到或接近正常水平。治疗糖尿病是长期而细致的过程，必须强调早期治疗、长期治疗、综合治疗、个体化治疗、医患合作，并着重从心理建设、饮食调理、运动习惯、生活方式等多方面入手，才能让血糖降下来、稳定住。

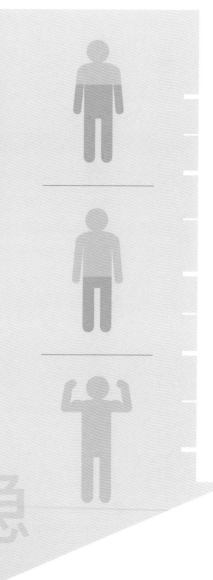

降糖求"稳"不求"快"

降血糖以平稳为佳，血糖降得太快，往往会造成血糖大幅波动，波动性高血糖对身体影响更大。研究发现，血糖波动对胰岛细胞功能以及糖尿病大血管和微血管病变都具有显著的影响；即使血糖不是很高，但是血糖波动大，也可能会导致并发症。

因此，控制好血糖的同时，一定要降低血糖的波动性，否则会出现"欲速则不达"的情况。

警惕糖尿病患者的低血糖

许多患者十分关心血糖升高的情况，甚至"谈高色变"，对高血糖有种恐惧感；而对于低血糖，却不是十分了解，认为得了糖尿病，唯一的目标就是降低血糖。其实，低血糖和高血糖一样，都反映了我们体内静脉血浆葡萄糖浓度的情况。

| 非糖尿病患者 | 低血糖标准 | 血糖＜2.8毫摩尔/升 |
| 糖尿病患者 | 低血糖标准 | 血糖≤3.9毫摩尔/升 |

如果说高血糖的危害是以"年"为单位来计算的，那么低血糖的危害则是以"小时"甚至是"分钟"来计算的。通常血糖数值越低，血糖下降的幅度就越大。低血糖持续时间越长，症状越严重，危害就越大。

轻度低血糖
可能出现饥饿感、头昏眼花、心慌手颤、面色苍白等症状。

慢性低血糖
可降低认知能力，导致智力下降及老年性痴呆。

严重低血糖
会引起大脑功能障碍，导致意识恍惚、抽搐惊厥甚至昏迷死亡。

急性低血糖
可引起脑水肿、神经精神症状。

老年人低血糖
易诱发心律失常、心力衰竭、心绞痛、心肌梗死甚至猝死。

💡 专家提醒

老年糖尿病患者以及长期频繁发生低血糖的患者，要特别注意无症状性的低血糖。有些糖尿病患者，低血糖发作时没有任何先兆，不饥饿难受，也不心慌手抖，他们往往在不知不觉中，就陷入昏迷状态，非常危险。其原因可能与机体对低血糖的感知能力下降有关。

合理饮食，定时定量进食，有效预防低血糖

大多数低血糖事件归因于饮食因素：延迟进食、碳水化合物摄入不规律或不足。主要表现在以下几方面：

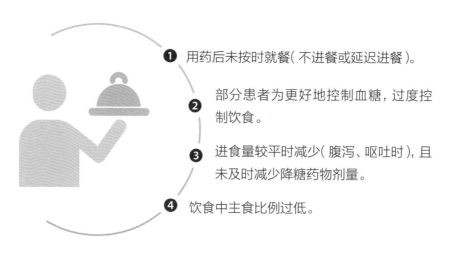

❶ 用药后未按时就餐（不进餐或延迟进餐）。

❷ 部分患者为更好地控制血糖，过度控制饮食。

❸ 进食量较平时减少（腹泻、呕吐时），且未及时减少降糖药物剂量。

❹ 饮食中主食比例过低。

"糖友"应合理饮食，定时、定量进食，用药后应及时进餐；若不能进餐时，要及时调整用药剂量。不过分控制饮食，采取少食多餐的饮食原则，以控制血糖水平，同时应避免摄入热量过高的食物。

另外，药物也是导致低血糖的一项重要危险因素，包括胰岛素剂量的增加、降糖药物的联合使用、启用新的降糖药物等。因此，患者要规律随诊，根据医生的指导及时调整药物剂量。过度体力活动、酒精摄入等，也可作为药物相关低血糖的诱发因素。

蜂蜜、果汁可迅速改善低血糖

对低血糖的救治需要争分夺秒，当低血糖发生时，正确的做法是：快速吃或喝一些果汁、蜂蜜等单糖食品。因为这类食物中的糖可以很快被肠道吸收进入血液，从而迅速缓解低血糖症状。而馒头、饼干等淀粉类食品，属于多糖，需要在体内经过代谢分解变成单糖才能被人体吸收，起效比较慢。

对于正在服用 α-糖苷酶抑制剂（比如阿卡波糖）的糖尿病患者，当发生低血糖时，一定要补充葡萄糖，因为这类药物会延缓大分子碳水化合物（如馒头）的吸收，导致血糖不能迅速升高。

健康生活，把糖尿病消灭在萌芽中

国际糖尿病联盟 2013 年公布的统计数字显示，目前全世界糖尿病患者有 3.82 亿人之多。除此之外，还有 3.16 亿人糖耐量受损，也就是血糖已经出现问题，只是还没有达到糖尿病的诊断标准。这些人如果对其出现的问题不加干涉，将会在可预见的时间内快速发展成糖尿病患者。

最新调查显示，中国目前 18 岁以上人口的糖尿病患者数量已达到 1.139 亿，占全世界糖尿病患者数量的 1/3，已超越印度成为全球糖尿病第一大国。预计到 2035 年，全世界将会有 4.71 亿糖尿病患者。

其实，预防糖尿病，最好的办法就是把糖尿病消灭在萌芽之中，也就是预防糖尿病的发生。下面我们给大家介绍一下生活中有效预防糖尿病的方法。

体重减轻 5%，患糖尿病的风险就会降低一半

肥胖是引起糖尿病最重要的原因。所以，减轻体重能够大大地降低糖尿病的发病率。有资料显示，哪怕体重严重超标，而且也很少运动锻炼，但只要体重减轻 5%，患糖尿病的风险就会降低一半左右。所以，体重超标的朋友们一定要行动起来。如果把体重维持在正常范围，则患糖尿病的概率会大大下降。

多吃粗粮可减少糖和油脂的吸收

粗粮中含有丰富的膳食纤维，能减少对食物中过量的糖和油脂的吸收，有助于控制体重。而且，粗粮中的膳食纤维还能促进肠胃蠕动，改善便秘，使体内的有毒物质更快排出，所以最好每天都吃些粗粮。

每天都要吃新鲜的蔬菜和水果

蔬菜、水果每天吃：一日三餐都要吃些新鲜的蔬菜，水果可以作为加餐食用。尽量吃原生态的食物，少吃加工食品。所谓原生态食物，是指天然的食材经简单烹制而成的食品。

尽可能不喝饮料：饮料中一般均含有较多的糖，这些糖也是引起糖尿病的罪魁祸首之一。要养成喝白开水的好习惯，如果不喜欢喝白开水，也可以用淡茶水、花草茶等来代替白开水。

少吃快餐：美国明尼苏达州立大学的科学家用了 15 年时间，访问了 3000 名年轻人，发现他们当中每周吃 2 顿以上快餐的人，体重增长得更快，导致身体对胰岛素的敏感性下降。

运动可以增加机体对胰岛素的敏感性

除了饮食以外，运动也是影响糖尿病发生的重要因素。运动可以增加机体对胰岛素的敏感性，有助于对血糖的良好控制。

压力容易诱发高血糖

心理压力大也是诱发糖尿病的危险因素。人在高压状态下，身体会启动一系列的应激反应，容易诱发高血糖。

每天保持 6~8 小时的睡眠

充足的睡眠十分必要，糖尿病和睡眠问题相互影响，糖尿病可能会引起睡眠障碍，而长期睡眠障碍也易引发糖尿病。睡眠经常不足 6 小时的人，患糖尿病的概率翻番；而睡眠经常超过 8 小时的人，患糖尿病的概率增加 3 倍。

控制高血糖的"五驾马车"

如果已经得了糖尿病，我们需要做的就是避免发生糖尿病并发症，而控制好血糖是预防糖尿病并发症的首要任务。控制血糖并不是每天按时打针吃药就可以了，它需要在多个战场同时作战。

目前控制血糖需要关注五个方面，分别为：健康教育、饮食、运动、监测和药物。国际糖尿病联盟把治疗糖尿病的五种基本疗法形象地称为"五驾马车"，这"五驾马车"缺一不可。

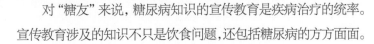

五驾马车	
第一驾马车：糖尿病教育	对"糖友"来说，糖尿病知识的宣传教育是疾病治疗的统率。宣传教育涉及的知识不只是饮食问题，还包括糖尿病的方方面面。 通过接受医院等相关部门的知识普及教育，可以让患者了解自己所患的疾病，以及疾病治疗的方法及原理、药物的使用、血糖的监测、饮食的控制、运动的方法等诸多方面。多了解相关的知识，有助于克服对疾病的恐惧或轻视心理，更好地与医生密切配合。否则，仅靠医生单方面努力很难取得较好的疗效。 成功的宣传教育可以大大提高患者对治疗的依从性，以及自我管理的能力和质量。糖尿病患者及家属都是教育对象。
第二驾马车：饮食治疗	饮食治疗是预防和治疗各种类型糖尿病的基础。是否把饮食控制做到位，是检验患者对糖尿病知识的掌握程度的重要标志；也是关乎到糖尿病患者能否做到良好的体重和血糖控制的重要前提。 饮食治疗以合理控制食物总热量和成分比例，减轻和避免肥胖为原则，从而减轻胰岛负担，降低血糖，改善症状。 糖尿病营养饮食治疗的优势是：操作方便、安全、经济且疗效明显。良好的饮食控制可以减少降糖药物或胰岛素的用量，从根本上保护胰岛细胞的功能。

糖尿病患者需要终身控制饮食，对任何一个患者来讲，如果没有很好的饮食治疗，就不会有满意的糖尿病控制结果。

良好的饮食控制以不影响糖尿病患者生活质量为前提，让患者享受与正常人一样的生活。

第三驾马车：运动治疗

运动治疗也是糖尿病治疗中不可或缺的重要部分，与饮食治疗一样，是糖尿病的基础治疗。

运动对于患者的好处：

❶ 消耗身体内过多的糖分，有利于 2 型糖尿病患者降低血糖。

❷ 可改善身体组成，减少脂肪，增加肌肉。

❸ 可增加骨密度，促进骨钙的合成，防止骨质疏松，预防骨折。

❹ 可帮助降低血脂，减少心血管疾病等并发症的发生。

❺ 可增加患者的自信心，释放生活压力，放松紧张情绪。

❻ 可改善睡眠质量，提高睡眠效率。

❼ 可增加机体的抗病能力，同时提高生活质量及幸福指数。

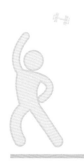

糖尿病患者在运动时切记要根据自己的实际情况，选择适合自己的运动方式和运动量。年龄较大或心脏、血压有问题的患者要特别注意医嘱，坚持有氧运动，且以"劳而不倦"为度。

第四驾马车：自我血糖监测

糖尿病监测是对治疗效果的评价，经常观察和记录血糖水平，系统监测病情，可以为制订合理的治疗方案提供依据。

糖尿病患者的饮食与血糖值密切相关，餐前与餐后的血糖监测结果是检验药物和饮食控制效果的黄金指标。

由于食物具有多样性，且每一种食物都有较多的烹饪方式，所以，现实生活中很难按部就班地依照一个标准来进行饮食，这样就给血糖控制带来极大的困扰。糖尿病的控制在很大程度上需要依靠患者自己。在进行糖尿病营养饮食治疗的同时，必须配合血糖的监测来保证饮食控制的有效性，此时自我血糖监测就显得尤为重要。

同时，血糖监测还可以帮助患者摸索出适合自己的饮食管理方案，让患者在安全自信的氛围中充分享受美食的乐趣。

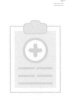

通过血糖的自我监测，患者可以及时准确地了解自己的血糖变化，寻找适合自己的食物种类，从而调整食物的摄入量、种类及用药的时间等。此外，将自己的血糖变化控制在相对安全的范围内，是远离糖尿病并发症危害的最佳手段。

第五驾马车：药物治疗

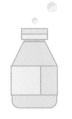

合理用药是控制糖尿病的主要手段。糖尿病的治疗药物主要包括胰岛素及其类似物、口服降糖药和 GLP-1 类似物（拟似物）。药物的使用一定要在专业医生的指导下进行。

目前还没有一种药物能够完全根治糖尿病，所以治疗糖尿病并没有最好的药，只有最适合的药。所谓"最适合的药"，就是对这个患者的治疗有效。因为糖尿病是终身性的疾病，所以要同时考虑患者的经济问题。治疗糖尿病，必须要因人施治、个体化治疗、防治结合且综合达标。

总的来说，只有正确驾驭这"五驾马车"，让"五驾马车"齐头并进、相互协调、步调一致，才能快速有效地达到控制好血糖的目的。所以说，糖尿病的治疗是一种综合防治的过程，单靠某一方面的改善并不能完全控制住血糖。

盲目相信广告，不如建立健康的生活方式

一切中西药物、保健品、食品和其他糖尿病治疗手段，目前都不能治愈糖尿病。因此，不管是广告还是朋友推荐，只要碰到自称能够根治糖尿病的方法，广大"糖友"千万不要因为治病心切而轻信，以免耽误自己的病情。

糖尿病至今无法根治，只能积极预防

糖尿病会引发多种并发症，包括心血管疾病、肾脏疾病、视网膜病变等。这些疾病不仅导致糖尿病患者较高的致死率和致残率，也会给社会、家庭及个人带来沉重的经济负担。目前，人类对糖尿病的病因和发病机制还不完全清楚，所以至今糖尿病尚无法根治，只能积极预防。

1 型糖尿病	患者存在免疫系统异常，在感染某些病毒后，导致自身免疫反应，造成胰岛 β 细胞直接被破坏，胰岛细胞无法再生，故需长期使用胰岛素替代治疗。
2 型糖尿病	目前认为是一种多基因遗传病。研究已证实，糖尿病与某个特定基因或者多个基因相关。人们对其具体发病机制尚未完全明了。
特殊类型的糖尿病	如单基因遗传的糖尿病，目前无法直接在体内修饰基因，因此尚达不到完全治愈的效果，但根据具体情况仍可制订有效治疗方案。

维持血糖平稳是控制糖尿病的利剑

任何疾病都是内因和外因共同作用的结果，糖尿病同样遵循这一规律。如果我们把遗传因素视为不可变因素，那么我们更应该积极寻找可变的因素并加以控制。

古人云："上医不治已病治未病。"糖尿病的患病率如此之高，危害如此之大，且尚无法根治，那么预防糖尿病的发生，维持血糖水平的平稳，延缓并发症的发生，减轻并发症的危害程度就显得尤为重要了。

第二章

早监测早诊断
早控制

一两次血糖高就一定是糖尿病吗

一两次血糖高就一定是糖尿病吗？不一定，我们需要监测不同时段的血糖，并进一步到医院明确诊断。老百姓常看见化验单上血糖一项指标提示"↑"，显示血糖增高，是否就确诊是糖尿病呢？我们先来看看糖尿病的诊断依据。

血糖高且有"三多一少"症状，可确诊为糖尿病

具有典型"三多一少"症状，如口渴多饮、多食、多尿、体重下降。空腹（指至少8小时内无任何热量摄入）血糖（静脉血浆葡萄糖）≥ 7.0毫摩尔/升，或餐后2小时、任意时间（指一日内任何时间、不考虑上一次进餐时间及食物摄入量）血糖 ≥ 11.1毫摩尔/升。

重复测量的血糖仍很高，即可确诊糖尿病

尽管无典型症状，但静脉血浆空腹血糖 ≥ 7.0毫摩尔/升或餐后2小时血糖 ≥ 11.1毫摩尔/升，再重复测量一次，仍高于以上数值者，可以确诊为糖尿病。

空腹血糖结合糖耐量试验可确诊是否患糖尿病

没有典型症状。仅静脉血浆空腹血糖 ≥ 7.0毫摩尔/升或餐后2小时血糖 ≥ 11.1毫摩尔/升，糖耐量试验（75克无水葡萄糖溶于250~300毫升水中，成人口服，5分钟内饮完。儿童服糖量按每千克体重1.75克计算，总量不超过75克）2小时血糖 ≥ 11.1毫摩尔/升者可以确诊为糖尿病。

血糖异常升高，诊断要排除以下5种情况

肝脏疾病

肝硬化患者常有糖代谢异常，典型者空腹血糖正常或偏低，餐后0.5~1小时血糖迅速上升。病程长者空腹血糖也会升高。

慢性肾功能不全

可出现轻度糖代谢异常。

应激状态

许多应激状态，如心、脑血管意外，急性感染，创伤，外科手术等，都可能导致血糖一过性升高，应激因素消除后1~2周血糖可恢复正常。

多种内分泌疾病

如肢端肥大症、库欣综合征（又称皮质醇增多症）、甲状腺功能亢进（简称甲亢）、嗜铬细胞瘤等，可引起继发性糖尿病，除血糖升高外，还有其他特征性表现，因此不难鉴别。

服用某些药物

比如糖皮质激素、噻嗪类利尿剂、口服避孕药、阿司匹林等，它们会影响糖代谢，造成一过性血糖升高。

因此，发现血糖升高，首先要排除上述因素，一两次血糖高就断定患有糖尿病的说法是不科学的，需严格按照糖尿病的诊断标准进行诊断。

 专家提醒

此外，糖尿病需与空腹血糖受损、糖耐量异常进行区分。

空腹血糖受损（IFG）是指服糖后2小时血糖正常（<7.8毫摩尔/升）；而空腹血糖高于正常，但尚未达到糖尿病水平，即≥5.6毫摩尔/升但<7.0毫摩尔/升。

糖耐量即人体对葡萄糖的耐受能力。餐后2小时血糖在7.8~11.1毫摩尔/升之间，未达到糖尿病诊断标准，称糖耐量异常。

血糖检测是糖尿病诊断与治疗的有力依据

　　血糖检测是诊断糖尿病，判断糖尿病治疗效果的有力依据，因此是一项不可忽视的重要检查，有助于糖尿病的早期发现和病情监测。

　　血糖指血液中葡萄糖的浓度，代表进入和移出血液的葡萄糖的动态水平。血糖浓度由激素调节，胰岛素是最主要的调节激素。因此，测定血糖是了解糖代谢和胰岛功能最简便的方法。

空腹血糖（FPG）：了解胰岛基础功能，判断病情变化

> 正常值　　3.9~5.6 毫摩尔 / 升

　　空腹血糖是指：在最后一次进食后 8~10 小时，不再有热量摄入，然后测定的血糖数值。一般在清晨 7~9 点空腹状态下抽血，空腹血糖重复性好，是糖尿病诊断必查的项目。测定空腹血糖时，要注意空腹的时间不能太长或太短，否则会影响结果的判定，另外测量前不能进行剧烈的运动。

　　空腹血糖主要反映在基础状态下，没有加上饮食负荷时的血糖水平，是糖尿病诊断的重要依据，同时能较好地反映患者基础胰岛素水平。为了了解胰岛的基础功能，判断病情变化，或前一天晚上的用药剂量是否合适，应检测空腹血糖。

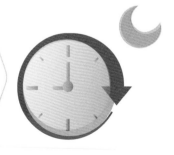

餐后 2 小时血糖（P2hPG）：提高糖尿病诊断准确率

正常值　4.4~7.8 毫摩尔 / 升

餐后 2 小时血糖是指：从吃第一口饭开始计时，整 2 个小时后测量的血糖。测量时应按与平时一样的时间和剂量服药、注射胰岛素和吃饭。餐后 2 小时血糖受所摄入食物的种类、胃肠蠕动快慢、餐后运动量和餐前血糖水平等多种因素影响。

餐后 2 小时血糖是反映胰岛 β 细胞储备功能的重要指标，即进食后食物对胰岛 β 细胞产生刺激后，β 细胞分泌胰岛素的能力。若功能良好，周围组织对胰岛素敏感，无胰岛素抵抗现象，则餐后 2 小时血糖值应下降到接近空腹血糖水平。

但若胰岛 β 细胞储备功能足够强大，即使胰岛素抵抗明显，餐后血糖也可保持正常，此时会有高胰岛素血症；但储备功能不足时，餐后血糖便会相应升高了。

很多 2 型糖尿病患者空腹血糖不高，而餐后血糖很高，如果只检查空腹血糖，往往会使部分患者漏诊。而且餐后 2 小时血糖能较好地反映进食及使用降糖药是否合适，这是空腹血糖不能反映的。另外，餐后 2 小时血糖的检测不影响正常服药或打针，也不影响正常进食，所以不会引起血糖特别大的波动。

口服葡萄糖耐量试验（OGTT）：诊断胰岛功能及有无胰岛素抵抗

正常值　空腹 3.9~6.1 毫摩尔 / 升
　　　　1 小时 <9 毫摩尔 / 升
　　　　2 小时 <7.8 毫摩尔 / 升

做口服葡萄糖耐量试验前 3 天，每日要摄入足够的总热量。试验前一天，晚餐后禁食，空腹过夜 8 小时以上。试验期间不做剧烈活动，不喝咖啡、茶，不吸烟，避免应激刺激。

测试当天上午 8 时前，服葡萄糖 75 克（将无水葡萄糖粉 75 克溶于 300 毫升温开水中），在 5 分钟内喝完。在服葡萄糖前及服葡萄糖开始后半小时、1 小时、2 小时分别采静脉血测血糖。若要了解胰岛素分泌能力，同时采血测胰岛素。

葡萄糖是刺激胰岛素分泌的主要因子。一定量的葡萄糖负荷使血糖升高时，正常人可迅速释放胰岛素，使血糖恢复正常。若胰岛功能不足，不能释放出足够的胰岛素，血糖就会升高；若靶组织（即目标组织）对胰岛素敏感性降低（胰岛素抵抗），葡萄糖负荷后，虽然胰岛分泌胰岛素的量不降低，甚至增高，但仍不能有效降低血糖。

因此，通过口服葡萄糖耐量试验，观察血糖和胰岛素水平变化，不但可反映胰岛β细胞分泌胰岛素的能力，也可在一定程度上反映有无胰岛素抵抗。本试验是诊断糖尿病的重要依据。

> 💡 专家提醒
>
> ①在急性病、发热、精神紧张、严重失眠等应激情况下，不宜做葡萄糖耐量试验。
> ②试验前3天内停用一切影响血糖的药物，如利尿药、避孕药、降血糖药及激素等。不能停药者做本试验的结果需医生解读。
> ③已确诊糖尿病的患者，一般不做以诊断为目的的葡萄糖耐量试验。

糖化血红蛋白（HbA1c）：调整降糖方案的重要依据

正常标准	6.5% 以下

糖化血红蛋白能够反映过去两三个月血糖控制的平均水平，它不受偶尔一次血糖升高或降低的影响，因此对糖化血红蛋白进行测定，可以比较全面地了解过去一段时间的血糖控制水平。

糖化血红蛋白是血液红细胞中的血红蛋白与葡萄糖结合的产物。糖化血红蛋白越高表示血糖与血红蛋白结合越多，血糖升高持续的时间越长。

现有权威机构对于糖化血红蛋白都有着明确的控制指标：美国糖尿病学会（ADA）建议糖化血红蛋白控制在小于7%，国际糖尿病联盟（IDF）建议糖化血红蛋白控制标准为小于6.5%。

亚太地区 2 型糖尿病糖化血红蛋白和血糖控制目标

糖尿病控制水平	糖化血红蛋白（％）	空腹血糖（毫摩尔／升）	餐后 2 小时血糖（毫摩尔／升）
理想	<6.5	4.4 ～ 6.1	4.4 ～ 8.0
良好	6.5 ～ 7.5	≤ 7.0	≤ 10.0
差	>7.5	>7.0	>10.0

注：一般糖化血红蛋白每增加 1％，平均血糖增高 1.1 ～ 1.7 毫摩尔／升。

 专家提醒

　　糖化血红蛋白检测要注意排除以下因素：红细胞增多症；脾切除后的患者由于红细胞寿命延长，糖化血红蛋白的结果可能偏高；某些离子交换法测定的糖化血红蛋白与异常血红蛋白不能分开，导致假性升高；溶血性贫血患者由于平均红细胞寿命缩短，糖化血红蛋白结果偏低。

糖尿病患者应严格控制血脂

　　糖尿病是一种代谢紊乱综合征，糖尿病患者除血糖高以外，往往还同时伴有血脂代谢异常。这些异常共同构成了糖尿病慢性并发症的高危因素。因此，糖尿病患者的血脂控制应比一般人更加严格。

　　我国糖尿病学会要求，糖尿病患者应将血脂控制在如下范围内：

总胆固醇	<4.5 毫摩尔／升
甘油三酯	<1.7 毫摩尔／升
高密度脂蛋白胆固醇	男 >1.0 毫摩尔／升　女 >1.3 毫摩尔／升
低密度脂蛋白胆固醇	未合并动脉粥样硬化性心血管疾病 <2.6 毫摩尔／升 合并动脉粥样硬化性心血管疾病 <1.8 毫摩尔／升

参考《中国 2 型糖尿病防治指南 2017 年版》表 7 "中国 2 型糖尿病综合控制目标"。

尿液检查是糖尿病诊断的重要一步

尿糖增高呈阳性,临床用"+"号表示。血糖的高低决定着尿糖的有无。

血糖	尿糖
8.9~11.1 毫摩尔 / 升	
11.1~13.9 毫摩尔 / 升	+
13.9~16.7 毫摩尔 / 升	++
16.7~19.4 毫摩尔 / 升	+++
> 19.4 毫摩尔 / 升	++++

临床上,常见如此病例:某患者,尿糖"+",但别的指标,尤其是血糖指标是正常的。也就是说,他没有糖尿病。那么,这到底是什么情况呢?

一般情况下,尿糖可以反映出血糖的情况,但尿糖还受许多其他因素的影响,有时与血糖并不完全一致。

尿糖可用来帮助观察糖尿病治疗效果

其实,大家对"尿糖"和"糖尿病"的关系往往存在一个误解。很多人以为,糖尿病是因为尿里有糖,所以尿糖会呈现阳性。其实不是这样的,糖尿病患者的尿糖之所以会呈现阳性,是因为当血糖浓度增高到一定程度时,肾小管不能将尿液中的葡萄糖全部重吸收,使尿糖增高,也就呈现出阳性了。

所以,临床上不把尿糖阳性作为糖尿病的诊断标准,它一般是用来帮助我们观察糖尿病治疗效果的。

只有"真性糖尿"才能提示出糖尿病

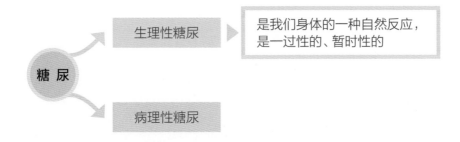

生理性糖尿自然跟糖尿病没有太大关系,那么病理性糖尿呢?病理性糖尿出现的原因也有很多,可以分为真性糖尿、肾性糖尿,以及由肥胖、高血压等原因引起的其他糖尿。只有"真性糖尿",才能提示出糖尿病。

尿糖出现"+",并不代表一定得了糖尿病,正常人的尿糖有时也会呈现阳性。但是,如果尿糖呈现阳性,还是要引起警惕,它至少表明此时此刻你的身体不是非常健康。为了谨慎起见,最好还是检查一下血糖,以排除糖尿病的可能。

总之,糖尿病患者要想用尿糖结果大致判断血糖高低,需要以肾功能正常作为前提,只有这样,其尿糖结果才能反映血糖的真实情况。

尿酮体检测:简单快速,但准确性较差

糖尿病患者,尤其是1型糖尿病患者,由于体内胰岛素严重缺乏,无法充分利用葡萄糖作为人体的热量来源。此时人体就会分解脂肪产生热量,同时产生大量酮体。酮体为酸性物质,可引起人体不适如恶心、呕吐,严重时会出现酸中毒、昏迷,甚至危及生命。尿酮体检测,其结果阳性也可能是因不能进食、呕吐造成的;其结果阴性也不能完全排除酮症,故准确性较差。

 专家提醒

糖尿病患者出现下列情况时应及时检测尿酮体:全身不适,像感冒、发热等;恶心、呕吐、腹部疼痛;血糖明显高于平时(大于13毫摩尔/升);妊娠期间;长期饥饿、低血糖时;应激、感染、创伤、手术等意外情况发生时。

尿白蛋白 / 肌酐比值（ACR）：
诊断早期糖尿病肾病的重要指标

尿微量白蛋白检测具有重要的临床价值。糖尿病肾病 (DKD) 的发展是一个逐渐进展的过程，糖尿病肾病 (DKD) 早期肾功能损害难以检测，但此时的病理改变大多可逆。一旦发展为临床糖尿病肾病，表现出持续性蛋白尿，治疗起到的作用只能是延缓，而不能阻止其进展为终末期肾病。

尿微量白蛋白与糖尿病肾病 (DKD) 有着密切的关系。当糖尿病患者刚刚出现尿微量白蛋白时，肾脏尚无明显的病理改变，患者一般也没有明显的症状，此时及时治疗可预防和延迟糖尿病肾病 (DKD) 的发展。

对患者尿微量白蛋白进行监测，有助于了解疾病的进程，判断糖尿病早期肾脏损伤及预防糖尿病肾病的发生。尿微量白蛋白既是肾脏病变的临床表现，也是肾脏病变进展的促进因素。因此，临床上应定期监测尿微量白蛋白。

<table>
<tr><td colspan="6" align="center">北京协和醫院　　　　病系号：</td></tr>
<tr><td colspan="6">内分泌门诊</td></tr>
<tr><td>姓名：</td><td>年龄：62 岁</td><td>性别：女</td><td colspan="2">ID号：</td></tr>
<tr><td>科别：内分泌门诊</td><td colspan="2">诊断：糖尿病;脂肪肝;肝功能异常 样本：尿</td><td colspan="2">样本号：</td></tr>
<tr><td colspan="2">英文名称　检验项目</td><td>测定结果</td><td>单位</td><td>参考范围</td></tr>
<tr><td>1</td><td>UMA1b　尿微量白蛋白</td><td>31.7</td><td>mg/L</td><td></td></tr>
<tr><td>2</td><td>U-Cr(E)　尿肌酐(酶法)</td><td>13.11</td><td>mmol/L</td><td></td></tr>
<tr><td>3</td><td>ACR　尿白蛋白肌酐比值</td><td>21</td><td>mg/g Cr</td><td>0-30</td></tr>
</table>

对患者尿微量白蛋白进行监测，有助于了解疾病的进程、判断糖尿病早期肾脏损伤及预防糖尿病肾病的发生。

胰岛功能测定协助判断糖尿病类型

胰岛功能测定主要用于了解胰岛 β 细胞的功能状态，协助判断糖尿病类型并决定治疗方案。通常包括：胰岛素释放试验、C- 肽释放试验和胰岛自身抗体检查。

胰岛素释放试验：可与葡萄糖耐量试验同时做

口服葡萄糖 75 克，分别在空腹及服葡萄糖开始后 30 分钟、60 分钟、120 分钟、180 分钟分别采血测定血糖和胰岛素水平。胰岛素正常值参考：

空腹	5 ~ 25 毫单位 / 升
30~60 分钟为分泌高峰	比空腹升高 4~6 倍，峰值应 <130 毫单位 / 升
120 分钟	<100 毫单位 / 升
180 分钟	基本恢复到空腹水平

C- 肽释放试验：有助于判断 1 型还是 2 型糖尿病

测定 C- 肽可以不受注射胰岛素的影响，所以 C- 肽是反映自身胰岛素分泌能力的一个良好指标，有助于鉴别糖尿病患者得的是 1 型还是 2 型糖尿病。

正常值参考：正常人空腹血浆 C- 肽值为 0.8~4.0 纳克 / 毫升，餐后 1~2 小时增加 4~5 倍，3 小时后基本恢复到空腹水平。

 专家提醒

为更好地反映糖尿病患者空腹及餐后胰岛素分泌能力，采血样前 1 天注射胰岛素的患者，停用长效胰岛素制剂，改用短效胰岛素，并且当天早上停用 1 次短效胰岛素。

若患者采用的是中、长效磺脲类药物，采血前 2 天改用短效药物，采血当天早上停用 1 次磺脲类降糖药。

胰岛自身抗体检查：诊断 1 型糖尿病的重要依据

1 型糖尿病现在被认为是胰岛自身免疫性疾病，而正常人胰岛自身抗体检测均为阴性。因此，测定胰岛自身抗体是诊断 1 型糖尿病的重要依据。

空腹血糖大于 5.5 毫摩尔 / 升，
要警惕"糖尿病前期"

空腹血糖大于 5.5 毫摩尔 / 升时应该去检查葡萄糖耐量，如果此时糖耐量异常，则为"糖尿病前期"。

前期不进行干预，迟早会患糖尿病

所谓糖尿病前期就是正走在通往糖尿病的路上，终点即为糖尿病。从医学角度来讲，处于糖尿病前期，说明人体的糖调节功能已经受损，但尚没有糖尿病的症状。如果这时不从生活方式入手进行干预，那么迟早会患糖尿病。

王先生，45 岁，单位每年都会组织体检。几年来，除了有脂肪肝外，其他指标都正常。今年的体检报告出来后，他被告知要查糖耐量。

王先生觉得很奇怪，自己的血糖值明明在正常范围内，为什么还要检查？医生告知他，空腹血糖正常值为 3.9~6.1 毫摩尔 / 升，只要超过 5.5 毫摩尔 / 升，就要引起注意。而王先生的空腹血糖 6.02 毫摩尔 / 升，有点高了，所以建议检查糖耐量。

王先生回家后翻看了历年体检结果发现，最近 3 年他 2 次血糖为 6.0 毫摩尔 / 升，1 次为 5.8 毫摩尔 / 升。王先生吓了一跳，赶紧去查糖耐量，果然糖耐量异常。

王先生现在已经属于糖尿病前期了，必须要控制饮食、多运动。只要做好这些，不需吃药，也能预防糖尿病的发生。

高血压、肥胖人群需按时检测血糖和糖耐量

下列人群为"糖尿病前期"的高危人群，需按时检测血糖和糖耐量。

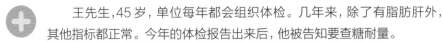

1 有糖尿病家族史　　2 有心血管病史　　3 超重或者肥胖　　4 高血压

5 甘油三酯水平高或高密度脂蛋白降低　　6 有妊娠糖尿病史　　7 多囊卵巢综合征患者

8 生产过体重超过 4 千克婴儿的女性　　9 长期服用精神分裂症治疗药物　　10 静态生活方式者

重视餐后血糖的检测

老李在当地医院查空腹血糖为 6.1 毫摩尔 / 升，糖化血红蛋白为 8.9%，他觉得很困惑，询问医生：为什么空腹血糖正常，但是糖化血红蛋白很高？

医生告诉老李，只查空腹血糖不能反映全天的血糖变化，必须检查餐后血糖，最好是多点血糖监测。

医生给老李查了空腹血糖及餐后 2 小时血糖，结果空腹血糖为 6.3 毫摩尔 / 升，餐后 2 小时血糖为 12.1 毫摩尔 / 升。实施调整血糖控制方案后，老李的血糖很快得到控制。

餐后高血糖引起的血糖波动，导致发生并发症风险增加

世界各地饮食大不相同，美国的汉堡、意大利的比萨、印度的咖喱，每个国家都有自己的饮食特点。对于中国人来说，主食永远是餐桌上的主角，碳水化合物摄入比例相对较高。

据 2010 年全国糖尿病流行病学调查显示，中国新诊断糖尿病患者中，近一半表现为"单纯餐后血糖升高"。相比空腹血糖，餐后血糖能更好地反映血糖控制水平，餐后高血糖是一天内血糖波动的主要原因，餐后高血糖及其引起的血糖波动使发生糖尿病慢性并发症等风险增加。

即使没有糖尿病，
也要关注餐后血糖

有患糖尿病风险的人，如身体较胖、有家族病史、有妊娠糖尿病史等，都应测量并关注餐后血糖。因为在被诊断为糖尿病前，餐后血糖可能已经出现较高水平，如果不通过检查是察觉不到的。

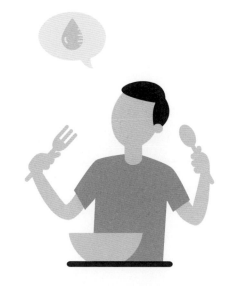

维生素 C 会误导检查结果，检查前要停服 3 天

糖尿病患者化验血糖、尿糖是常事，只有准确化验出血糖、尿糖含量，才能确定病情变化，以便医生制订出正确的治疗方案。因此化验前一定要停用维生素 C，否则化验结果会不准确。

维生素 C 对保持健康的重要性是不容置疑的。但是，对于临床检验，它却是多种物质测定的干扰者，这是因为它的化学结构和化学性质比较特殊。

维生素 C 具有强还原性

维生素 C 会干扰临床检验，主要是因其本身具有以下三个特性。

特性一	特性二	特性三
强还原性。它可干扰与氧化还原反应有关的许多反应，如使班氏尿糖定性试验呈假阳性；使酶法测定葡萄糖、甘油三酯、总胆固醇的结果下降，对血尿酸的酶法测定呈负干扰；对血尿酸的磷钨酸法测定呈正干扰等。	弱酸性。可影响尿胆原的排泄，使尿胆原下降。	药理特性。如可以降低血清总胆固醇水平等。

维生素 C 会影响血糖化验的结果

维生素 C 可与化验血糖的试剂发生化学反应，使化验出的血糖数值偏低。如果糖尿病患者在静脉注射维生素 C 后再化验血糖，其结果会不准确。为了不影响糖尿病的正常治疗，患者在进行血糖化验的前 3 天应停用维生素 C，这样就可以消除其对血糖化验结果的影响。

注：维生素 C 只会影响糖尿病患者血糖化验的结果，不会真的使患者的血糖水平大幅下降，因此患者平时可以放心地服用维生素 C。

维生素 C 停服 3 天后再做尿检

服用维生素 C 后，患者尿液中会含有维生素 C，此时如果用尿 11 项自动分析仪检测，其尿内维生素 C 浓度常可达（＋）以上。高浓度的维生素 C 是否会对尿液检测产生影响呢？

各型尿液分析仪（8 项、10 项和 11 项）与化学试剂条各项检测的反应原理基本相同，多数是通过氧化还原反应及酸碱度改变的原理进行检测，如葡萄糖、潜血（红细胞）、胆红素、亚硝酸盐和尿酸碱度等检测。尿液中所含的维生素 C 作为强还原剂，可抑制上述各种尿液成分检测的氧化还原反应，从而造成假阴性的检测结果，干扰临床的诊断和治疗。

* 尿液潜血（红细胞）、葡萄糖、胆红素和亚硝酸盐检测受维生素 C 干扰作用最明显。由于其氧化还原反应被维生素 C 抑制，导致检测结果出现假阴性或弱阳性。

* 尿酮体（乙酰乙酸）检测可因维生素 C 的干扰作用而出现假阳性，但一般为（±）~（＋），不超过（＋）。

* 尿液中高浓度的维生素 C 可使尿液偏酸，导致 pH 值降低。

* 尿液中维生素 C 浓度的增高可导致尿液比重增高。尿液中维生素 C 浓度每增高一个加号时，尿液比重约增高 0.005。

* 维生素 C 对尿液中蛋白质、白细胞检测有一定干扰作用（常使其检测值偏低），而且其干扰作用无明显规律。

帮助医生判断其他项目的结果是否准确。

	英文	中文名称	结果	单位	参考范围
1	SG	比重	1.010		1.005 - 1.030
2	pH	酸碱度	5.5		5.0 - 8.0
3	WBC	白细胞 (中性粒细胞酯酶)	NEG	Cells/μl	<15
4	NIT	亚硝酸盐	NEG		NEG
5	PRO	蛋白 (白蛋白)	NEG	g/L	NEG
6	GLU	葡萄糖	NEG	mmol/L	NEG
7	KET	酮体	NEG	mmol/L	NEG
8	UBG	尿胆原	3.2	μmol/L	3 - 16
9	BIL	胆红素	NEG	μmol/L	NEG
10	BLD	红细胞 (潜血)	NEG	Cells/μl	<25
		维生素C	3+↑	mmol/l	0 - 0.4

中国医学科学院 北京协和医学院 **北京协和醫院** 检验报告单 病案号

姓名　　　　年龄　　　性别　女　　ID号
科别　　　　诊断　　　样本　尿　　样本号

家用血糖仪使用注意事项

虽然都是检测血糖，但便携式血糖仪与化验室生化仪所用的标本是不一样的。二者是有差别的，不能混为一谈。便携式血糖仪只可用于日常血糖的自我监测，其数值不可作为诊断糖尿病的依据。

便携式血糖仪测定的是毛细血管全血（包括红细胞和血浆）的血糖，而化验室测的则是去除红细胞后的静脉血浆血糖。一般情况下，空腹状态下静脉血浆的血糖值通常比毛细血管的血糖值高 8% 左右。用血糖仪测的餐后毛细血管全血血糖值与同时检测的餐后静脉血浆血糖值结果大致相当。

便携式血糖仪是糖尿病患者自我监测血糖不可缺少的重要工具，只有掌握正确的操作方法，才能确保血糖检测结果的准确与可靠。

血糖仪代码与试纸条代码必须一致

测试时应核对血糖仪显示的代码，确保与试纸条包装盒上的代码一致。注意，每台血糖仪有其相对应的试纸条，不可与其他种类的仪器交叉使用。

注意试纸条的保质期

购买与使用前均应注意检查试纸条包装盒上的有效期，不要使用过期的试纸条，以免影响检测结果。

保存试纸条要注意密封、干燥、背光

试纸条会受到测试环境的温度、湿度、化学物质等影响，因此试纸条的保存很重要。要避免潮湿，放在干燥、阴凉、背光的地方，用后密闭保存。应将试纸条储存在原装盒内，不要存放在其他容器中。手指不要触摸试纸条的测试区。

血糖仪应避免摔打和碰水

血糖仪应放在干燥清洁处，远离电磁场，避免摔打和碰水；不要让小孩、宠物触碰或玩耍。血糖仪允许工作的温度是 10~40℃，湿度是 20%~80%，太冷、太热、过湿的环境均会影响其准确性。

掌握正确的操作方法

操作不当会导致检测失败或测定值不准确。各种血糖仪的操作程序大同小异，患者检测时一定要先详细阅读使用说明，正确掌握血糖仪的操作方法。

用酒精消毒双手，不宜用碘酒

一般推荐用温水清洗手指，或用 75% 的酒精棉签消毒，不宜用碘酒消毒。因为碘酒中的碘元素会与试纸上的葡萄糖氧化酶发生化学反应，而且碘酒本身的色泽，也会影响血糖仪测试结果的准确性。

采血时要确保血滴大小合适

若测试时采血量不足，会导致检测失败或测得的结果偏低，需更换试纸条重新测定。但如果血滴过大，溢出测定区，也会影响测定结果。确认血滴大小合适的方法是：用一张新的试纸条在测试区滴一滴血，确认试纸条面"血量确认圆点"完全变色。

定期进行血糖仪的检查、清洁

测试血糖时，仪器常会受到环境中灰尘、纤维、杂物等污染，特别易发生血液污染了仪器的测试区，都会影响测试结果。因此血糖仪要定期检查、清洁。对测试区的清洁一定要小心，擦拭时不要使用酒精或其他有机溶剂。

及时更换电池

血糖仪使用一段时间后，如测试时显示屏上出现"低电量"的字样或符号，说明电池电力不足，应及时更换新电池。

家用血糖仪的校准

血糖仪校准是利用模拟血糖液（购买时随仪器配送），检查血糖仪和试纸相互间运转是否正常。模拟血糖液含有已知浓度的葡萄糖，可与试纸条发生反应。

血糖仪需要进行校准的 4 种情况

❶ 第一次使用新购买的血糖仪时。

❷ 使用新一批试纸条时。

❸ 怀疑血糖仪或试纸条出现问题时。

❹ 测试结果未能反映出您感觉的身体状况时（例如感觉到有低血糖症状，而测试的血糖结果却偏高）。

血糖仪校准的 4 个注意事项

❶ 不使用过期的模拟血糖液。

❷ 模拟血糖液开瓶后 3 个月内有效，因此第一次开瓶使用后应注明过期日期。

❸ 不宜将模拟血糖液储存在温度超过 30℃的环境中，也不宜冷藏或冷冻。

❹ 如果模拟血糖液的测试结果不在试纸盒上显示的可接受范围内，暂时不要继续使用血糖仪，应及时查找原因。

第三章

饮食管理是稳定血糖的前提

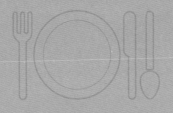

糖尿病：吃出来的富贵病

糖尿病的发生是由多种因素引起的，主要包括遗传因素及环境因素两大方面。由于遗传因素目前为不可改变因素，所以为了预防糖尿病，我们把重点放在环境因素的改变上。在环境因素中，饮食的影响占有很重要的地位。正因为如此，很多人把糖尿病称为"富贵病"，或者叫"吃出来的富贵病"。

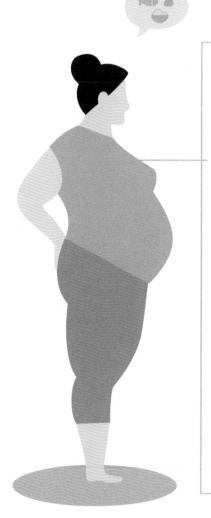

60%~80% 的糖尿病由肥胖导致

从宏观角度来看，一个国家的人均 GDP 达到 700~1700 美元时，正是糖尿病的高发期。也就是说，解决了温饱问题以后，物质变得越来越丰富，人们可以随心所欲地挑选食物了。于是很多人的饮食开始失控，身体迅速发胖。

进食过多、体力活动减少导致的肥胖是 2 型糖尿病最主要的环境因素，有 60%~80% 的成年糖尿病患者在发病前均为肥胖者，肥胖的程度与糖尿病的发病率呈正比。而且腹部肥胖较臀部肥胖者，发生糖尿病的危险性更大。

每餐只吃七分饱

日常生活中不要放纵自己的食欲，饮食有节制。记住几句最通俗的话："每餐只吃七分饱""粗茶淡饭保平安""腰围越大，寿命越短"。

饮食管理伴随糖尿病患者一生

饮食治疗糖尿病的目的有两个：一是控制好血糖；二是满足身体对营养的需求。前面我们谈到糖尿病的治疗是综合治疗，要想控制好血糖需要"五驾马车"的协调配合。糖尿病的主要特征是血糖水平升高，尤其是餐后血糖的上升。长期高血糖是糖尿病发病的根源，同时也是病情恶化，并发症发生、发展的祸根，所以糖尿病的饮食控制非常重要。

有些"糖友"无需药物治疗，但需要控制饮食；也有一些"糖友"需要使用药物治疗，也需要控制饮食；还有一些"糖友"只能使用胰岛素进行治疗，但仍然需要饮食控制。可以说，饮食管理贯穿糖尿病治疗的始终。

饮食要控制，但营养要足够

"糖友"每天的饮食中一般要有以下食物参与构成，即主食（粮食）、奶类、肉、蛋、鱼、虾、豆类及豆制品、蔬菜、水果、坚果及植物油等。

"糖友"的饮食控制要求遵循"一个原则""一个保证""几个兼顾"。"一个原则"是平衡膳食的原则；"一个保证"是保证足够的营养物质；"几个兼顾"是控制好血糖的同时，兼顾血脂、血压、体重、并发症的防治和兼顾个人的生活习惯及饮食爱好。

饮食管理必须持之以恒

饮食控制也好，饮食治疗也罢，绝对不是一时心血来潮，需要持之以恒。有些人决心下得快，行动也迅速，饮食控制得很完美，堪比教科书，但却不能坚持，很快就"原形毕露"，恢复常态。

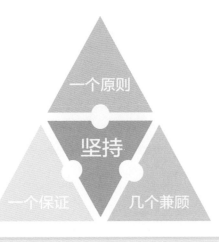

一个原则

坚持

一个保证　　几个兼顾

膳食手测量——快速了解需要吃多少

"管住嘴"对"糖友"的重要性不言而喻，而"管住嘴"的过程中最重要的手段就是定量。医生或营养师给出的膳食营养建议，要快速、简单、明确地落实到具体的烹调中去。

例如，一般患者每日饮食建议是：主食 250 克左右，肉类 100~150 克，牛奶 250~500 克，鸡蛋 50 克，蔬菜 500 克，水果 150~200 克，烹调油 25~30 克。怎样选择食物才能达到这个量，既不过多，也不过少？可能最先浮现在大家脑海里的方法就是"称重"。是的，称重是我们平时最常用的重量计量方法，简便而准确。但对于一日三餐来说，如果严格按照"称量法"，每次做饭前都拿个秤来称一下要吃的东西未免略显繁琐。

为了让每日三餐的烹饪定量更具有可操作性，轻松搞定"吃多少"的问题，不必为"吃"犯愁，只需伸出您的手，手即是"量具"。这样一来，无需称量器具就能在家科学合理地配餐，方便了"糖友"日常生活中的个性化膳食管理。

前面我们已经把糖尿病一日推荐的食物列出来了，下面我们就来说一下称量食物的手测量法。

食物的手测量法	
主食： 一顿 1 拳头 	大多数患者每天吃主食 200~300 克，如果取中间值 250 克的话，均匀地分给三餐，每一顿要吃 75~100 克。这些主食（米或面），做熟后大约是成人 1 个拳头大小。所以，简单的判断方法就是：一顿吃 1 个拳头大小的主食。
牛奶： 一天 1~2 袋 	建议每天牛奶的摄入量为 250~500 克。由于牛奶是液体，所以它的量比较好确定。250 克牛奶刚好是超市袋装奶 1 袋的量，根据品牌不同，有多有少；一般通过食品标签能很容易得到需求的量。

肉类： **一天 2~3 个** **"鸡蛋"**	"糖友"一般每天肉类的摄入量为 100~150 克(生肉)。50 克生肉大约相当于 1 个鸡蛋大小。注意，这里指的是每天肉的总量，畜、禽和鱼虾类的具体量可以参照第三章"合理吃肉，控糖不耽误"。
鸡蛋： **一天 1 个**	每天鸡蛋的建议量为 50 克。鸡蛋也是非常容易确定量的食物，一个中等大小的鸡蛋大约 50 克。
蔬菜： **一天 2 大捧** 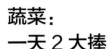	中国营养学会建议，健康成年人每天蔬菜的摄入量为 300~500 克。"糖友"在这方面并无特殊，建议遵循高限的摄入量，每天保证摄入 500 克蔬菜。当然此处所说的蔬菜是指低碳水化合物的绿叶蔬菜，如白菜、菠菜、卷心菜等；像土豆、山药、红薯、莲藕等根茎类蔬菜由于淀粉含量较高，应该归入主食类中。 　　切碎的青菜，两手 1 捧的量大约有 250 克。午晚两餐，每餐各 1 捧，就可以达到全天蔬菜的建议量。
水果： **一天 1 拳头** 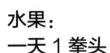	中国营养学会建议健康成年人每天水果的摄入量为 200~350 克，对于"糖友"来说，这个量就需要进行较大地修改了。我们建议，如果血糖控制相对稳定，每天可以摄入水果 150~200 克；如果血糖控制不佳，则暂停水果的摄取。 　　200 克水果相当于一个成人拳头大小，这与主食类似。
烹调油： **一天 2 汤匙** 	每天建议烹调油的量为 25~30 克，作为液体的植物油也比较容易衡量。我们平时吃饭用的小汤匙，1 汤匙约为 10 克油，全天烹调油 25~30 克，就相当于 2.5~3 汤匙。

　　"手测量"虽然比不上称重法精确，但它直观、形象、可操作性强，且易学易懂，非常适合在"糖友"中普及推广。

没有绝对的忌食，只有吃多少

想要血糖控制得好，就不能喝粥，不能吃点心，不能吃含糖高的水果，不能喝甜饮料……这些都是糖尿病饮食建议中常见的内容。但"糖友"真的不能碰这些"美味"吗？

其实，严格地来说，"糖友"没有哪个食物是绝对禁食的，毕竟这些也都是食物，不是毒药。那究竟什么时候或什么情况下"糖友"可以吃这些"美味"呢？

高糖水果可以吃，但要减少摄入量

一般建议"糖友"不要选择含糖量高的水果，如荔枝、桂圆、柿子、红枣等。这只是因为这些水果含糖量高，怕大家摄入过量的碳水化合物。如果吃高糖水果时适当减少摄入量，保持总的碳水化合物摄入不变，其实并非不能吃。

比如，营养师建议每天只能吃不超过 200 克的水果，食物成分显示，200 克苹果所含碳水化合物的量为 19.2 克，而 200 克柿子所含碳水化合物的量为 34.2 克。所以，您如果想吃柿子，把量减半，只吃 100 克，就与吃 200 克苹果摄入的碳水化合物量相当。

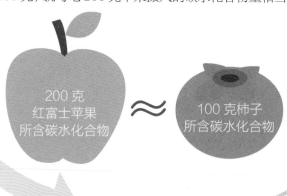

200 克
红富士苹果
所含碳水化合物

≈

100 克柿子
所含碳水化合物

大米粥含糖量高，可换成杂粮粥

把食谱中容易引起血糖升高的食材，换成对血糖影响较小的食材。例如，"糖友"经常被告诫不能喝大米粥，但如果十分想喝，可以把大米粥换成杂粮粥，使用极少的大米或干脆不放大米，而是使用各种粗杂粮及豆类，如糙米、高粱、小米、红豆、绿豆等。喝粥时注意控制食用量，同时配合监测血糖。如果每次喝完杂粮粥血糖都高，则不应再喝。

总热量不足时，可以适量吃含糖量高的食物

甜食、含糖饮料以及大米粥等含糖量高的食物什么时候能吃呢？ 一般在以下两种情况下可以适量吃些。

低血糖发作

发生低血糖时需要紧急纠正血糖，此时易于消化吸收的高碳水化合物食物是最合适的选择。根据手头食物的情况选择糖、含糖饮料、甜食以及面包、白馒头等。

进食量不够

糖尿病控制最为首要的原则是：控制总热量的摄入。当进食量不足，导致总热量摄入不足时，就可以适当放宽这些食物的限制了。

如果因疾病导致食欲很差，面对自己想吃的食物，不必控制太严格，甜点、大米粥、粉丝等都可以选择。有吞咽功能障碍的"糖友"，只能吃流质食物，当流质食物难以满足全天热量需要时，就不必纠结吃什么食物了，各种不必咀嚼的糊状食物都可以选择。

正常情况下首选糙米、高粱等含糖量少的食物

总之，对于"糖友"来说食物的选择不必过于教条，应根据每个人的具体情况进行个性化的规划及制作。但有一条原则要记住，在正常情况下，还是首选糙米、高粱等含糖量少的食物。甜食、含糖饮料以及大米粥等只有在特殊情况下才食用，如果不是特殊情况，则只能偶尔吃些。

为自己设计每一天的饮食方案

"糖友"每天到底该吃多少食物？如何选择食物的种类？怎么安排一天的饮食？不少"糖友"依然是一头雾水，下面我们就来看一下，广大"糖友"应该如何自己制订一天的饮食方案。

第一步：计算全天的总热量

一个人的身材太胖或太瘦都是不理想的，理想体重是我们每个人的追求。虽然它受很多因素影响，但影响最大的就是身高，其次是骨架的大小、肌肉和脂肪的比例、身体水分的含量等。

计算理想体重有很多方法，最简单、最常用的方法是：

$$理想体重 = 身高（厘米）-105$$

知道了自己的理想体重，就可以将自己的实际体重进行比较。

正常 在理想体重 ±10% 的范围内，体型适宜，应继续保持。

消瘦 <20% 理想体重，需要加强营养，增加体重。

肥胖 >20% 理想体重，需要控制饮食，减少体重。

也就是说，我们可以把自己的体重归入消瘦、正常、肥胖三个档次的其中一档。知道自己体重的档次，我们就可以计算全天所需要的总热量了。

不同体重成人糖尿病每日热量供给 [千卡/（千克·天）]

	卧床	轻体力劳动	中等体力劳动	重体力劳动
消瘦	25~30	35	40	45~50
正常	20~25	30	35	40
肥胖	15	20~25	30	35

注：写字楼里的办公室工作属于轻体力劳动，学生上课、老师讲课、医生做手术、每天日常的锻炼则属于中等体力劳动。

按照上面的表格，把自己体重的档次和体力活动的档次进行对照就可以得出每天每千克体重所需的热量了。每天每千克体重所需的热量再乘以自己的理想体重，就得出了我们每天所需要的总热量。下面我们可以看一个例子。

> "糖友"王先生，身高170厘米，体重80千克，56岁，从事办公室工作，平时食量中等，单纯饮食治疗，目前未出现并发症。计算每天所需热量：
>
> ❶ 计算王先生的理想体重：理想体重（千克）= 身高（厘米）-105=170-105=65（千克）。
> ❷ 评价：实际体重 - 理想体重 =80-65=15（千克），超过理想体重百分数 =15/65×100%=23%，体重属超重（或肥胖）。
> ❸ 热量供给：王先生属于肥胖体型，同时为轻体力劳动者，热量应选取20~25千卡/（千克体重·天），取中值23千卡，即65×23=1495（千卡/天），王先生每天所需的总热量大约为1500千卡。

第二步：通过食物交换份得出每天需要的各种食物量

热量（千卡）	交换（份）	主食类（克）	肉类（克）	鸡蛋（克）	牛奶（克）	蔬菜（克）	水果（克）	烹调油（克）
1200	14	150	150	50(1个)	250(1袋)	500	150	25(1汤匙)
1400	16	200	150	50(1个)	250(1袋)	500	150	25(1汤匙)
1600	18	250	150	50(1个)	250(1袋)	500	150	25(1汤匙)
1800	20	300	150	50(1个)	250(1袋)	500	200	30(1汤匙)
2000	22	350	150	50(1个)	250(1袋)	500	200	30(1汤匙)
2200	24	400	150	50(1个)	250(1袋)	500	200	30(1汤匙)

王先生每天所需总热量为1500千卡，按上表，其交换份为17份。主食量介于200与250克之间，其他食物量参考1400千卡的量即可。

第三步：合理分配每餐摄入量

建议"糖友"采用少量多次的进食方式。可以按照3正餐加上2~3次加餐的模式。加餐可占正餐1/5~1/3的量，可根据自己的具体情况（如血糖、运动量、饥饿感等）来自行安排。

必不可少的营养素

想要控制血糖，有一些营养素需要减少摄入，如碳水化合物、饱和脂肪酸等。但也有一些营养素对控制血糖有一定的益处，应该注意不要缺乏。另外，糖尿病会使人体内的某些营养素流失增加，应该注意补充，以维持机体营养均衡。那么，"糖友"们需要注意补充哪些营养素呢？

膳食纤维：每天摄入不少于 25 克

膳食纤维对于血糖和体重的控制都是有益的，建议每天应摄入膳食纤维不少于 25 克(相当于摄入 500 克蔬菜加 200 克水果)。富含膳食纤维的食物一般都是植物性食物，如粗粮、绿叶蔬菜等。

锌：延长胰岛素的作用时间

锌直接参与胰岛素的合成、贮存和释放，可促进胰岛素原转变为胰岛素以及胰岛素与其受体的结合，并延长胰岛素的作用，缺锌会影响血糖的控制。海贝类富含锌，其他富含锌的食物有瘦肉、动物内脏、粗粮等。总体而言，动物性食物中锌的吸收率普遍高于植物性食物。

铬：促进机体利用葡萄糖

研究表明，铬可增加胰岛素的效能，促进机体利用葡萄糖，从而有利于控制血糖。铬还可以影响氨基酸在体内的转运。富含铬的食物有粗粮、酵母、动物肝脏等。

钙：缺钙易发生骨质疏松症

高血糖容易造成钙的吸收减少和流失，"糖友"更容易发生骨质疏松症，所以需要注意钙的补充，多选择富含钙的食物。富含钙的食物主要为奶及其制品，建议"糖友"每天喝牛奶 300~500 克。如果对鲜牛奶不耐受或不喜欢喝鲜牛奶，可以选择奶制品，如酸奶、奶酪等。选择酸奶时，要特别注意选择无糖酸奶。

维生素 D：有助于促进胰岛素产生

维生素 D 除了有调节体内钙、磷代谢平衡，维持骨骼健康等功能外，近年来新的研究发现，许多其他组织或细胞都存在维生素 D 的受体，如胰岛细胞、血管内皮细胞以及脂肪组织等。

对于糖尿病或糖尿病前期患者而言，维生素 D 或将有助于促进胰岛素的产生并增加机体对胰岛素的敏感性，还可以防止胰岛细胞死亡。流行病学研究表明，体内维生素 D 水平高者发生糖尿病的概率较低。

补充维生素 D 可以多选海鱼、鸭蛋、全脂牛奶等。但仅从食物中不容易获取足够的维生素 D，同时要多晒太阳，太阳中的紫外线可以使皮肤中的一种胆固醇转变为维生素 D。

B 族维生素：糖代谢中重要的辅酶

维生素 B_1、维生素 B_2、维生素 B_6、维生素 B_{12} 等是糖代谢中重要的辅酶，缺乏这些 B 族维生素会影响碳水化合物在体内的正常代谢，所以"糖友"要注意 B 族维生素的补充。富含 B 族维生素的食物主要有瘦肉类（包括畜类、禽类和鱼类）、粗粮、坚果等。

维生素 A、维生素 C 等：对血管内皮健康有益处

除上述几种营养素以外，其他具有抗氧化功能的营养素，对于胰岛细胞的活力、血管内皮的健康等可能有益，有助于"糖友"的病情控制。这类营养物质包括维生素 A、维生素 C、维生素 E、β - 胡萝卜素、叶黄素、硒等。其中维生素 A 存在于各种动物性食物中；维生素 C 存在于各种新鲜的植物中，如蔬菜和水果；维生素 E 在绿叶蔬菜、坚果中含量丰富；β - 胡萝卜素和叶黄素主要存在于各种黄绿色的食物中，如胡萝卜、玉米、芒果、枇杷等；硒则存在于瘦肉、动物内脏、粗粮和坚果中。

经常有吃不饱的感觉怎么办

合理饮食是控制血糖的关键，因此，很多"糖友"不仅把甜食控制住了，主食也不敢吃了，甚至连肉类都不敢碰了，每餐饭都是能少吃就少吃。结果，挨饿也就是必然的了。但是，如果每天都在忍饥挨饿中度过，就会感觉被剥夺了生活的乐趣，甚至放弃饮食治疗。那到底要怎么办才好呢？在这里给"糖友"以下几个建议。

每餐吃一定量的主食、肉类和脂肪

每餐保证有一定量的主食、肉类和脂肪，这样就不至于感觉太饿。

另外，用一部分粗、杂粮代替精米面，会增加饱腹感。

菠菜、茄子、黄瓜等蔬菜可增强饱腹感

西红柿、菠菜、黄瓜、大白菜、油菜、豆芽、茄子、韭菜等蔬菜，热量低、体积大，可以有效增强饱腹感。

细嚼慢咽，少食多餐

细嚼慢咽可以增加正餐的饱腹感；少食多餐可以缓解两餐之间的饥饿感。

餐后运动可帮助消耗血糖

餐后运动可以帮助消耗血糖，这样进餐的时候我们就可以稍微多吃一些，而不至于造成餐后血糖升高，或体重增加。

体重不能下降得太快，否则饥饿感会十分强烈

糖尿病饮食控制目的之一是减轻体重。其实这是一个泛泛的说法，如果体重在合理范围内，甚至稍微有一些偏轻，那就保持目前体重就可以了。但因为大多数 2 型糖尿病患者体重都超标，所以降低体重就成了一个重要的任务。减重需要控制在一定的范围内，更需要控制在一定的速度内，如果体重下降速度太快，可能会对身体造成一定的不良影响，同时也会让饥饿感十分强烈。

▶▶ 经常饥饿、低血糖，要适当增加饮食量

糖尿病饮食控制的另一个重要目的是稳定血糖，这也需要减少摄入量。但如果经常出现因饥饿导致的低血糖，则要适当增加饮食量。如果血糖控制一直良好，但饥饿难忍，也可以试着多吃一些，同时配合密切的血糖监测，如果增加摄入后血糖变化不大，就可以放心大胆地按照调整后的饮食来吃。

如果调整饮食后血糖变化较大，但从体重、生活质量等方方面面来看，调整后的饮食量是合适的，则应该找内分泌医生在此饮食量的基础上，重新调整药物或胰岛素的用量。

应该知道的是：想要控制好血糖不能只靠"不吃饭"，还要调整饮食的种类，如主食与肉类的比例，主食与脂肪的比例，以及主食本身的种类等。

▶▶ 尿酮体较多时，需要适当多摄入主食

酮体是脂肪代谢的产物。当我们摄入的食物减少，不够身体每天需要时，身体贮存的脂肪会被分解来产生热量。这也是我们通过控制饮食来减轻体重的方法和目的。

但当摄入的热量过少时，身体会在短时间内燃烧太多的脂肪来提供热量，此时我们的身体可能来不及处理脂肪代谢的中间产物酮体，从而使其堆积在血液中，并随尿液排出一部分。

如果尿中出现了比较多的酮体，说明体内脂肪氧化太多，已经造成酮体在体内堆积。大量酮体堆积对身体有一定的损害，此时就需要适当地多摄入一些主食来减少酮体的产生。

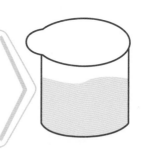

 专家提醒

"糖友"适当的忌口是必需的，这并不意味着从此丧失生活质量；但如果不加以节制地大吃大喝，最终则会导致血糖控制不良及并发症的出现。

吃好主食不饿不晕

　　血糖产生的"主力军"来自主食，而在一日三餐中，所占比例较大的也是主食。如果不吃主食，就容易产生饥饿感，甚至出现低血糖；但如果主食吃得过多，又会引起高血糖和肥胖。所以，吃好主食是糖尿病饮食控制中最重要的内容。

主食的功能是提供碳水化合物

　　主食有哪些，你真的知道吗？这个问题虽然听起来十分简单，但很多人会搞错。在这里大家可以简单测试一下，请把下列属于主食或者可以作为主食的食物挑出来：

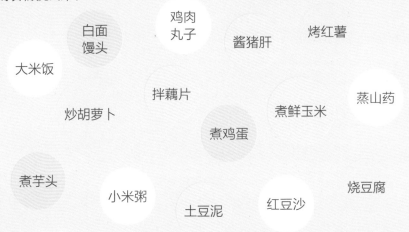

　　（答案：大米饭、白面馒头、烤红薯、小米粥、煮芋头、拌藕片、煮鲜玉米、蒸山药、土豆泥、红豆沙）

　　为什么上述食物属于主食？这是因为主食最大的功能是提供碳水化合物，换句话说，凡富含碳水化合物的食物，都可以作为主食。而上述食物都符合这个特点，所以把它们作为主食。

完全不吃主食是不可取的

高血糖人群主食的摄入应略少于普通人。一般在 200~300 克之间，可根据个人具体情况，如年龄、性别、体重、体力劳动强度、饮食偏好、血糖控制情况等综合考虑来进行选择。新近诊断为糖尿病的患者可以在原有饮食基础上减少部分主食，但完全不吃主食是不可取的。

全谷类和杂豆类应占全部主食量的 1/3

预防血糖升高，除了要在主食的量上进行适当控制以外，主食种类的选择也十分重要。一般来说，加工精度越高的主食，进入体内吸收得越快，血糖升高的速度就越快。所以要想控制好血糖，一定要少吃精米精面，多选粗粮杂粮，如小米、玉米、荞麦、燕麦、莜麦、糙米、薏米、绿豆、红豆、芋头、土豆、山药等。

中国营养学会在 2017 年发布的《中国糖尿病膳食指南》中建议，糖尿病患者主食中全谷类和杂豆类应占全部主食量的1/3。

此外，选择主食时，对碳水化合物含量相似的食物，应挑选升糖指数低的，会更加有利于血糖的控制。

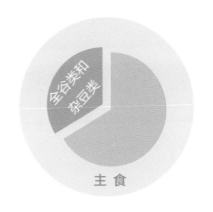

越精致、软烂的主食，对血糖影响越大

除了减少主食和选对主食之外，主食的制作方法也对血糖有着不小的影响。一般来说，加工越精致、软烂，对血糖的影响越大。所以糖友应少吃粥、烂面条及泥糊状食物。

合理吃肉，控糖不耽误

肉类是人体蛋白质的主要来源之一，与植物蛋白相比，动物蛋白更接近于人体蛋白，更容易被人体消化、吸收和利用，而且肉类富含人体必需的氨基酸、维生素和微量元素。

另外，肉类含热量较高，饱腹感明显，有利于主食的控制。很多人都有这种体会，吃了肉就不容易饿，如果只吃素食就容易饿。因此，适量地吃肉对"糖友"是有利的，这也是糖尿病饮食中比较重要的一环。在医院里经常能碰到这类患者，他们为了控制血糖、血脂和体重，干脆只吃素食，直接把肉从食谱中去掉；也有一些患者根本不控制吃肉，不管什么肉都吃，吃的量也很多。若肉吃得太多，则容易造成热量超标，饱和脂肪摄入过量，不利于糖尿病的有效控制。那到底怎样吃肉才是正确的呢？

每天肉类总摄入量为 80～150 克

中国营养学会对健康成年人每天肉类的建议摄入量为：畜禽类 40~75 克，鱼虾类 40~75 克，每天肉类的总摄入量为 80~150 克。对于"糖友"而言，肉类所含碳水化合物极少，对于血糖的影响并不大，所以"糖友"每天摄入肉类的总量与普通人差异不大。但可以在这个基础上适当减少红肉的量，增加白肉的量（详见第 59 页的"选择肉类时应控制红肉的量"）。

具体确定每天能吃多少肉，则在 80~150 克的范围内，再参照每天摄入的总热量，以及体重控制、每天运动量大小等综合考虑。可以用"手测量法则"来为每天所吃的肉类"定量"。

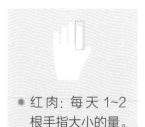

● 红肉：每天 1~2 根手指大小的量。

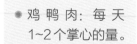

● 鸡鸭肉：每天 1~2 个掌心的量。

● 鱼或虾：每天 1~2 个掌心的量。

选择肉类时应控制红肉的量

简单来说那些在做熟前是红色的肉类属于"红肉"，包括我们经常吃的猪、牛、羊等哺乳动物的肉；而那些在做熟前是浅颜色的肉类就属于"白肉"，包括我们平常吃的鸡、鸭、鹅、鱼、虾、蟹、牡蛎、蛤蜊等非哺乳动物的肉。

流行病学研究发现，与吃白肉的人群相比，吃红肉的人群更容易罹患结肠癌、乳腺癌、心脑血管疾病等。这主要是因为红肉中所含的饱和脂肪酸比例较高，不饱和脂肪酸含量相对低些，白肉则正好与之相反。而饱和脂肪酸摄入过多容易引起血脂失衡，诱发肥胖症、高脂血症和心脑血管疾病。因此，"糖友"在选择肉类时应控制红肉的量。

多吃新鲜肉，少吃加工肉

这里所说的"新鲜肉"是指在超市或菜市场购买的生肉家经过烹调（如炖、煮、蒸、炒、红烧等）而成的肉类食物；而加工肉制品则是指经过工业化流程制作的肉制品，如火腿、培根、午餐肉等。

有证据显示，经常吃加工肉制品不仅会增加患结直肠癌的风险，而且会增加患前列腺癌、胰腺癌等的风险。部分研究还提示，加工肉制品可能与罹患乳腺癌的风险相关。也就是说，和不常吃加工肉制品的人相比，爱吃和常吃加工肉制品的人，患癌的概率变大，特别是肠癌。

以上研究证据只是告诉大家，吃太多的加工肉制品对健康是没有益处的，但并不代表加工肉制品就不能吃了，只是需要限制摄入量而已。

荤素搭配有利于控制体重和血糖

荤素搭配，不仅可以防止肉类摄入过多，也使营养素的摄入更加合理。肉类和蔬菜中所含的营养物质各有所长，谁也不能代替谁。蔬菜中所含的膳食纤维和维生素C，是肉类不具备的，而肉类所含的优质蛋白也是蔬菜所不具备的。此外，B族维生素和铁、锌等，在蔬菜中的含量也比肉类低，吸收也相对较差。而且，荤素搭配还可以减少能量的摄入，有利于控制体重和血糖。

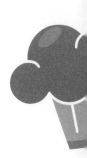

蛋类及奶类，为控糖出力

蛋类、奶类与肉类的功能类似，主要任务是提供优质蛋白。但除了蛋白质外，奶类还含有大量的钙，这是肉类所不具备的优势，而蛋类则含有很多的磷脂、胆碱等营养物质。同时，蛋类及奶类也为我们提供了更多样化的优质蛋白食物。

中国营养学会建议，普通人群每日牛奶或奶制品的摄入量为300克，蛋类的摄入量为40~50克。糖尿病患者也完全可以参照这个量。

需要减重的"糖友"，可以选择低脂鲜奶

经过巴氏消毒的鲜奶较常见，它最大限度地保留了鲜奶的口味和营养物质。需要减重的"糖友"，可以选择低脂或脱脂鲜奶；对乳糖不耐受、喝了鲜奶会不舒服的"糖友"，可以选择酸奶或奶酪。

不过要注意：选择酸奶时，一定要选无糖的；选奶酪时则应注意其中盐的含量。

采用蒸、煮等不放油的方式烹饪蛋类

常见的蛋类有鸡蛋、鸭蛋、鹅蛋、鹌鹑蛋等，营养价值无本质差异，患者可以根据自己的喜好来选择。但应注意，有些蛋类体积差异很大，选择时需要按照重量来计算。

蛋类的烹调方式多种多样，建议采用不放油的方式来烹调，如蒸蛋、煮蛋等，以避免摄入太多的油脂。

多吃蔬菜菌藻，低热量不长胖

有些患者需要减轻体重或控制体重，这就需要选择低热量的食物。而在我们的食谱中，热量最低的食物当属蔬菜(包括菌藻类)。蔬菜可以提供丰富的膳食纤维、维生素C、无机盐等。

每日摄入蔬菜 500 克

中国营养学会在《中国居民膳食指南》中建议，每日蔬菜摄入量为 300~500 克。

而《糖尿病膳食指南》也建议糖尿病患者要多吃蔬菜。所以，一般建议"糖友"每日蔬菜摄入量宜达到 500 克。

蔬菜的种类有很多，对于"糖友"来说，最为重要的选择依据是碳水化合物的含量。一般来说，绿叶蔬菜和瓜茄类蔬菜的碳水化合物含量很低，如白菜、油菜、菠菜、西红柿、黄瓜等。豆类、胡萝卜、蒜苗等蔬菜，碳水化合物含量高于绿叶蔬菜，血糖控制不好时不要吃太多。对于根茎类蔬菜，如土豆、芋头、山药等，碳水化合物含量比较高，可以把它们作为主食来食用。

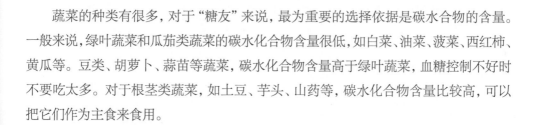

每周食用 1~2 次菌藻类

常见的菌类食材有蘑菇、香菇、银耳、木耳等，藻类有海带、紫菜、裙带菜等。菌藻类具有热量低，膳食纤维、维生素和微量元素含量丰富等特点。患者可经常食用菌藻类，一般每周 1~2 次海带或紫菜，1~2 次蘑菇或木耳。

科学吃水果，血糖不蹿高

对于吃水果，很多"糖友"都很纠结，一方面难以抵御水果的美味诱惑，另一方面又担心水果含糖太多，不利于血糖的控制。水果中主要含有维生素、无机盐、膳食纤维以及葡萄糖、果糖等碳水化合物，还有胡萝卜素、花青素、黄酮类等有益健康的植物成分，可以提供人体所需的很多营养素。水果中所含的碳水化合物，消化和吸收均较快，其升高血糖的作用也比较快。那么"糖友"究竟该如何吃水果呢?

血糖控制平稳时可以吃水果

水果中含有 5%~23% 的糖，主要是葡萄糖、果糖和蔗糖，一些水果中还含有少量的淀粉，这些都易于吸收，如果选择不当，可使血糖升高。

如果在一段时间内，血糖稳定在餐前低于 7.0 毫摩尔 / 升，餐后血糖低于 11.1 毫摩尔 / 升，糖化血红蛋白低于 7.0%，血糖控制平稳，就可以吃水果。

还有一个比较好的方法，可以检测自己是否适合吃水果，那就是吃水果前和吃水果后 2 小时检测一下血糖。如果吃水果前的血糖大于 7.0 毫摩尔 / 升，则最好不要吃水果;如果吃水果后血糖大于 11.1 毫摩尔 / 升，也暂时不要再吃水果。

饭前 1 小时或饭后 2 小时吃水果

水果不宜在饭前或饭后立即吃，饭前吃可能会影响正餐的摄入;饭后立即吃水果，会因为水果与正餐中的碳水化合物叠加，而导致餐后血糖失控。水果应在两餐之间作为加餐食用，也就是饭前 1 小时或饭后 2 小时左右吃水果比较合适。

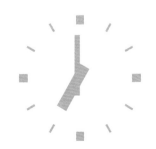

选择苹果、梨等低升糖指数的水果

水果的种类很多，可根据各种水果的含糖量和其血糖生成指数进行选择。含糖较低和升糖慢的有：苹果、梨、桃子、柚子、李子、樱桃等。含糖量较高的有：西瓜、菠萝、香蕉、红枣、荔枝、柿子、山楂、葡萄等。

水果	升糖指数（GI）	水果	升糖指数（GI）
西瓜	72	葡萄	43
菠萝	66	苹果	36
葡萄（淡黄）	56	梨	36
芒果	55	桃子	28
香蕉	52	柚子	25
猕猴桃	52	李子	24
柑	43	樱桃	22

每天不超过 200 克

将摄入的水果热量计算在每天的总热量内。一般情况下，每天不超过 200 克，大约相当于 25 克主食的热量。

不能吃水果时，以可生食蔬菜代替

如果因为血糖控制不好而暂时停止吃水果，可以用能生吃的蔬菜替代。常见的有：西红柿、黄瓜、生菜、苦菊、萝卜等。这些蔬菜适宜生食，食用方法简单，味道好，含糖量及热量低，非常适合"糖友"食用。

另外，也可以采用吃水果相应减少主食量的方法。也就是正餐时减少15~25克主食，加餐时可以吃 1/2~1 个水果。

大豆及坚果，适量吃

大豆及坚果本身碳水化合物含量不高，而且富含膳食纤维，所以对血糖的直接影响与肉类相似，可适量吃。但大豆和坚果都含有较多的脂肪，蛋白质的含量也比较丰富，多吃容易造成体重增加，从而影响血糖的控制。

豆制品可以与肉类替换

大豆是常见植物性食物中为数不多的可以提供优质蛋白的食物。除此之外，大豆还含有较多的不饱和脂肪和可溶性膳食纤维，以及一些植物活性成分，如大豆异黄酮、大豆固醇等，这些都对健康有益。

我们可以直接吃大豆，如把大豆泡发后与菜一起炒，也可以在炖肉中放一些大豆；也可以用吃豆制品的形式来补充植物蛋白，如豆腐、豆腐干、豆浆等。豆腐等豆制品可以与肉类互相替换食用。

坚果每天一小把

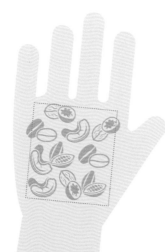

坚果富含油脂，主要是不饱和脂肪。此外，坚果还含有一定量的植物蛋白、钾、镁、膳食纤维、维生素E等人体必需的营养物质。不同的坚果脂肪含量是不同的，要尽量选用脂肪含量低一点的坚果。像杏仁、腰果、松子等脂肪含量较高，西瓜子、花生、核桃、芝麻等相对较低，每天吃一种，一天一小把。

中国营养学会建议，普通成年人每天大豆和坚果的总摄入量为25克，糖尿病患者也可以参照这个推荐量进行选择。

4周有效控血糖食谱

第 1 周降血糖食谱

	早餐	午餐	晚餐
星期一	豆浆 高粱面馒头 苹果	二米饭 花菜炒肉 白萝卜焖大虾	雪菜肉丝面 清炒豇豆 凉拌西红柿
星期二	玉米面窝窝头 素炒扁豆 煮鸡蛋	米饭 蒜苗炒肉 炒萝卜丝	牛奶燕麦粥 白灼虾 素炒菠菜
星期三	薏米粥 三鲜包子（黑木耳、胡萝卜、香菇）	米饭 素炒茼蒿 清蒸鲈鱼	鸡丝面 蔬菜沙拉
星期四	无糖酸奶 紫薯馒头 素炒丝瓜	红豆米饭 酱牛肉 素炒绿豆芽	芹菜猪瘦肉水饺 凉拌黄瓜
星期五	豆浆 紫菜饼 煮鸡蛋	米饭 芹菜炒肉丝 西红柿炒鸡蛋	金银卷 冬瓜虾皮汤 胡萝卜炖排骨
星期六	牛奶 全麦面包 橙子	玉米面窝窝头 鲫鱼豆腐汤 素炒茄子	米饭 大白菜炒肉丝
星期日	无糖酸奶 杂粮馒头 素炒青菜	米饭 韭黄炒鳝丝 丝瓜金针菇	鸡汤馄饨 香煎豆渣饼 猕猴桃

注：二米饭为大米 + 小米，可按大米和小米 1∶1 的比例。

"糖友"可根据自已的身高、体重和体重指数，按照前面的方法计算出所需能量来决定主食的摄入量。

第 2 周降血糖食谱

	早餐	午餐	晚餐
星期一	牛奶 豆腐包子 大豆拌芹菜	米饭 莴笋炒鸡肉 素炒西葫芦	荞麦面条 胡萝卜黄瓜炒肉丁
星期二	牛奶 全麦面包 茶叶蛋	杂粮米饭 红烧鸭肉 清炒苦瓜	金银卷 肉末炒豇豆 虾皮紫菜汤
星期三	牛奶燕麦粥 凉拌黄瓜	二米饭 清炒苦瓜 炖排骨	大白菜猪瘦肉水饺 素炒青菜
星期四	无糖酸奶 韭菜饼 橙子	米饭 清炒圆白菜 清蒸鲈鱼	玉米面窝窝头 芹菜炒豆干
星期五	豆浆 杂粮馒头 素炒青菜	糙米饭 红烧鸡块 蒜蓉空心菜	鸡丝手擀面 大拌菜 （生菜、彩椒、紫甘蓝、西红柿、黄瓜）
星期六	虾皮紫菜蛋汤 烧饼 素炒菠菜	米饭 多福豆腐袋 芥菜干贝汤	荞麦面条 笋片炒猪瘦肉
星期日	牛奶 全麦面包 苹果	二米饭 豆腐鱼头汤 素炒杏鲍菇	紫米发糕 双椒里脊丝

第3周降血糖食谱

	早餐	午餐	晚餐
星期一	豆浆 白菜饼 煮鸡蛋	二米饭 红烧黄鳝 素炒莴笋丝	牛肉菠菜汤 韭菜饼
星期二	脱脂牛奶 全麦面包 凉拌黄瓜	米饭 素炒西蓝花 扁豆炒猪瘦肉	紫菜鸡蛋饼 海米炒芹菜
星期三	无糖酸奶 紫薯包 橘子	杂粮米饭 花菜炒鸡肉 丝瓜鸡蛋汤	双面发糕 平菇炒肉丝 凉拌莴笋片
星期四	牛奶燕麦粥 素炒豇豆	米饭 蒜薹炒肉丝 西红柿鸡蛋汤	金银卷 海带炖排骨 芝麻拌菠菜
星期五	豆浆 煮鸡蛋 芝麻烧饼	杂粮饭 香菇炖鸡 素炒绿豆芽	阳春面 茄汁花菜 酱牛肉
星期六	豆浆 杂粮馒头 茶叶蛋	米饭 大白菜烧鸡肉 丝瓜鸡蛋汤	紫米面馒头 黄瓜炒虾仁 素炒油麦菜
星期日	糙米粥 凉拌花生黄瓜丁 煮鸡蛋	米饭 香菇炒芥蓝 卤鸡腿	二米饭 红烧鲫鱼 清炒苦瓜

第 4 周降血糖食谱

	早餐	午餐	晚餐
星期一	豆浆 黑米面馒头 凉拌菠菜	米饭 茴香炒鸡蛋 肉末豆腐小白菜	牛肉绿豆面 大拌菜 （生菜、彩椒、紫甘蓝、西红柿、黄瓜）
星期二	无糖酸奶 全麦面包	米饭 韭菜炒虾仁 香菇豆腐	玉米饼 红烧大黄鱼 蒜蓉芥蓝
星期三	苋菜糙米粥 茶叶蛋	米饭 青椒炒茄丝 红烧鸡块	二米饭 豆角炒肉丝 冬瓜虾皮汤
星期四	牛奶 花卷 凉拌芹菜豆干	米饭 白菜豆腐汤 肉丝油麦菜	大米燕麦饭 素炒苋菜 红烧鲫鱼
星期五	薏米玉米粥 水煮鹌鹑蛋 凉拌黄瓜	米饭 清蒸鲈鱼 蚝油生菜	荞麦面条 素炒豇豆 酱牛肉
星期六	豆浆 花卷 彩椒拌花生仁	金银卷 豌豆炒虾仁 凉拌菠菜	米饭 猪瘦肉炒花菜
星期日	脱脂牛奶 杂粮面包 桃子	米饭 蒜苗炒猪瘦肉 凉拌西红柿	红豆米饭 竹笋炒鸡肉 蒜蓉生菜

第四章

合理运动，
自然有效降血糖

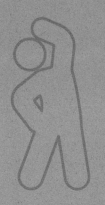

不是每个糖尿病患者都适合运动

适当的运动不仅对患者血糖的控制十分有利，也可以控制并发症的进一步发展。但是内分泌专家认为，并非所有的糖尿病患者都适合通过运动来降低血糖。在很多情况下，运动疗法可能会使"糖友"的病情进一步恶化，造成严重的后果。所以，对这些情况加以重视是十分必要的。

肥胖的 2 型糖尿病患者可采用运动疗法

一般来说，绝大多数肥胖的 2 型糖尿病患者，空腹血糖在 11.0~16.7 毫摩尔 / 升的 1 型糖尿病患者，糖尿病并发高血压、冠心病但不严重的患者都可以采用运动疗法。

空腹血糖 > 16.7 毫摩尔 / 升的 1 型糖尿病患者提示胰岛素分泌不足，运动将增加代谢负担，有增加糖尿病酮症酸中毒的风险。

并发症较严重的"糖友"，运动需谨慎

- 糖尿病伴心律失常、心功能不全、心绞痛患者不适合运动，因为运动会加重心脏负担，严重时可能会导致心肌梗死。

- 糖尿病急性感染、肝肾功能不全、活动性肺结核和酮症酸中毒的患者不宜采用运动疗法。

- 糖尿病并发肾病患者，肾功能不全者，尿中有蛋白、红细胞及管型者应主动减少运动量。因为运动会导致血压暂时性升高，增加尿蛋白的排出，进而加重糖尿病并发肾病的病情。

- 糖尿病并发高血压患者，若血压大于 160/100 毫米汞柱，应暂停运动，因为运动会使血压进一步升高，严重时会导致昏迷。

- 糖尿病神经病变患者，比如糖尿病足、急性疼痛性神经病变等不宜运动。

- 糖尿病眼病患者、视网膜脱离及青光眼者，应在病情得到有效控制后再参加运动。

- 妊娠、腹泻、呕吐、不能进食、有低血糖危险、血糖太高、胰岛素用量太大、病情易波动者，慎用或不用运动疗法。

糖尿病患者该如何把握运动量

运动对于控制血糖、改善身体状况大有帮助

生命在于运动，特别是对于 2 型糖尿病患者而言，运动的益处是显而易见的。持之以恒的运动可以帮助"糖友"减轻体重，提高胰岛素敏感性，改善血糖，加速脂肪分解，改善血脂水平，增强心血管功能，增强体力及免疫功能，增进适应性和劳动能力，提高生活质量。

但哪些运动适合自己、运动量该如何把握、运动前后要注意什么，这些问题都需要解决。关于运动的"讲究"有很多，如果想取得良好的运动效果，就需要对运动进行一些了解。

运动并不是越多越好

适量运动会带来好的健康状况，即使一点点的锻炼都比没有的要好。但对于"糖友"来说，运动是越多越好吗？答案是否定的。其实，任何东西都是有度的，运动时间和运动强度也一样，过犹不及，就是这个道理。

在很多人的观念里，运动会促进食欲，增加饭量。但如果运动过度，胃肠道的血液分配减少，反而会影响食欲及消化功能。如果过度运动，还可能导致神经系统功能紊乱，造成失眠或睡眠质量下降，以致第二天学习或工作没有精神。

过度运动易造成关节肌肉损伤及心血管意外

1 运动强度过大容易带来运动损伤，如关节磨损、脱臼、扭伤、肌肉拉伤、横纹肌溶解症等。

2 运动量过大会增加心血管系统的负担，正常人有时都难以承受。"糖友"中老年人较多，很多人有心血管方面的问题，如果控制不好运动强度，可能会诱发疾病，甚至造成心血管意外事件。所以对于"糖友"来说，运动过程中更应该注意把握好强度。

3 运动量过大还会带来身体疲惫、食欲下降、失眠多梦等问题。当运动强度足以挑战自己的身体极限时，会让人感觉极度疲惫。

利用脉率和恢复期脉搏评定运动强度

运动量不足，达不到锻炼的目的；运动量太大，又容易造成关节肌肉的损伤及心血管意外的发生。如何判断运动量是否合适呢？

临床上，一般采用靶心率（目标心率）和自觉疲劳程度分级（RPE）来判断患者的运动量是否合适。前者属于客观指标，后者为主观指标。

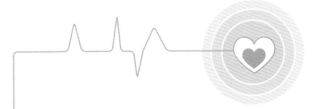

对于运动中的目标心率，一般认为最大心率（最大心率为：220-年龄）的60%~80%比较适宜。由于心率不便测量，所以日常使用时我们用脉率来代替。

运动中脉率是指在运动的整个过程中，任一时刻所测得的每分钟脉搏数。

 举例来说，一位50岁的人，运动中适宜的脉率为(220-50)×（60%~80%）= 102~136。

此外，恢复期脉搏也可以用来评定运动强度：用锻炼结束后恢复期的脉搏来评定。每次锻炼结束5~10分钟测脉搏，并与运动前脉搏比较。

高出运动前脉搏6~9次/10秒以上，说明运动量过大。	高出运动前脉搏2~5次/10秒之间，说明运动量适度。	若基本恢复安静心率状态，说明运动量偏小。

如果是年龄大于40岁、病程超过10年、有心血管疾病症状与体征的患者，要结合自己的其他生理生化指标，如体重、血压、肺活量、心电图、尿常规等来综合判断。只有血糖问题无其他并发症的患者，可以参照普通成人的"靶心率"来进行运动。

感觉有点累，说明运动量较合适

自觉疲劳程度量表是一个非常实用的工具，既适合患有某种心脏疾病、脉搏测量不准确的人，也适合普通人，包括普通的"糖友"。大家可以根据下表来打分：

评分	用力程度
6	完全没有用力的感觉
7	非常轻松
8	
9	很轻松
10	
11	较轻松
12	
13	有点累
14	
15	累
16	
17	很累
18	
19	非常累
20	

当评分小于 12（轻松）时，相当于处于最大心率的 40%~60%；

当评分为 12 或 13（有点累）时，相当于处于最大心率的 60%~75%；

当评分为 14~16（累）时，相当于处于最大心率的 75%~90%；

普通"糖友"以评分 12 或 13（有点累）的主观感觉较为合适。

运动前后记得测量血糖

运动本身可以消耗血糖，有助于"糖友"血糖的控制。但当"糖友"在血糖偏低或过高时运动，则可能会适得其反，甚至发生危险，所以，"糖友"对于运动时机的把握十分重要。一般来说，运动前如果血糖偏低，则运动时发生低血糖的风险就会较高；如果运动前血糖就已较高，在运动量较大的情况下，就可能诱发酮症。

另外，运动后检测血糖可以观察运动的效果。因此，"糖友"在运动前后要注意监测血糖，对于初次运动或初次调整运动计划的"糖友"更是如此。这样便于及时掌握运动前后血糖的变化，能让运动更加安全，运动的效果更好。

运动前监测血糖：预防低血糖和酮症

如果运动前血糖低于 5.6 毫摩尔 / 升，应进食甜食或甜饮料等碳水化合物后再运动，否则极易在运动过程中发生低血糖。如果运动前空腹状态下血糖过高(>16.7 毫摩尔 / 升)时，表明胰岛素分泌不足，这时再去运动，会加重身体的代谢负担，细胞不能利用血液中的糖来提供热量，会代偿性地分解蛋白质和脂肪来供能，进而诱发酮症或酮症酸中毒，所以应待血糖控制后再开始运动。

运动后监测血糖：帮助调整运动方式

运动后进行血糖监测可以评估运动的效果。如果运动后发现血糖总是偏低，可以调整运动量，也可以适当进食；反之，如果运动后血糖仍然偏高，可以增加运动量并进行适当的饮食控制。

有些人运动后血糖升高幅度反而较大，这可能与运动方式不当(例如采取大强度、激烈的无氧运动)和运动量过大有关。这两种情况均可引起交感神经兴奋，使肾上腺素等体内的升糖激素分泌增加，从而引起血糖升高。

初次锻炼者应注意些什么

运动对于"糖友"的身心健康及血糖控制十分有益，很多人在发现自己血糖变高以后，就开始盲目地加强体育锻炼。因运动不当导致受伤的事件也时常发生。

"糖友"在开始运动，特别是初次进行体育锻炼之前，一定要明白"欲速则不达"的道理，必须采用循序渐进的方式，同时做好运动的准备工作。

刚开始运动时要对身体进行评估

与普通人开始锻炼有所不同，"糖友"在选择锻炼前应充分考虑自身的基础。最好到医院做一个全身的体检，了解一下自己除了血糖不正常外，是否还有其他的健康问题。特别是与糖尿病密切相关的疾病，包括大血管病变，如动脉粥样硬化及冠心病等；微血管病变，如视网膜及肾脏病变等。根据自身健康情况，在医生的指导下制订运动方案。

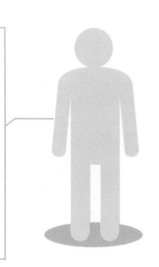

循序渐进，摸索出适合自己的运动强度和时间

运动强度和运动时间直接关系到运动的效果，不达到一定的强度和时间，就起不到改善身体功能的作用。但由于每一个人对运动的耐受能力不同，病情也各有不同，因此在开始运动时要采取循序渐进的原则，摸索前进。

强度较低的有氧运动有助于控制餐后血糖和降低体重，在运动起始阶段，运动强度可以从最大心率的 40%~50% 开始，1周后增加至 50%~60%，6 周后可逐渐达到目标心率。

2 型糖尿病患者开始进行有氧运动时，运动时间要控制在10~15 分钟。待身体适应后，建议将每次运动时间延长至少 30分钟，以达到运动效果。

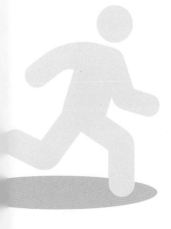

准备合适的运动"行头"

为了保证运动过程的舒适及防止意外伤害，必要的运动服装及设备应事先备好。步行、登山、打球等都有相适应的运动鞋，登山时要配备登山杖，以保护膝盖。另外，透气速干的服装也必不可少，以免受凉感冒。

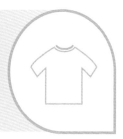

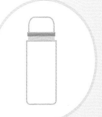

外出时间较长的运动应备足水及食物。对于"糖友"而言，一定要随身带一些糖，以便在发生低血糖时应急。可备电解质饮料(含有钠离子和钾离子)，以补充出汗过多时丢失的钾、钠及 B 族维生素。

"糖友"对于鞋袜的要求高于普通人，鞋袜一定要做到合脚且不磨脚、干净且透气性好。运动后检查双脚有无红、肿、热、痛的现象，如果有一定要及时护理。这样做的目的是为了预防糖尿病足的发生。

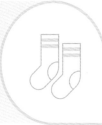

运动前先热身，以防肌肉拉伤

运动前先做 5~10 分钟伸展运动，尤其要注意伸展那些将要用到的目标肌肉群和身体部位。然后开始做 10 分钟左右的低强度有氧运动，形式可选择快步走、蹬车等，让肌肉做好准备，同时让身体变暖，以适应运动。最后开始进行正式运动。

运动后的休息很重要

运动后的恢复和休息也是同样重要的。因为身体需要充分的休息以恢复状态，肌肉也需要休息。所以刚开始锻炼时，一周内有强度的锻炼不要超过 4 次。如果肌肉疼痛较厉害，后面的锻炼就不要勉为其难。

不是所有运动都能降血糖

人体血液中的葡萄糖是我们日常热量的重要来源。无论是呼吸、心跳、血压、消化等人体最基本的生理活动，还是思考、运动等，都需要热量。人体每天热量的50%~70% 是由碳水化合物来提供的。

当人体运动的时候，肌肉收缩需要消耗较多的热量，这些热量是通过代谢肌肉中的肌糖原来供给的。当这些肌糖原被消耗掉后，就会用葡萄糖作为原料再次合成糖原，从而帮助降低血糖，这个过程是由胰岛素来执行的。运动还可以通过减少身体的脂肪量，来提高身体对胰岛素的敏感性，增强胰岛素和受体的亲和力，使身体对于血糖的调控更加敏感。

这就是运动可以帮助"糖友"降低血糖的原理。但并不是只要做了运动就能有效地降低血糖，选择合适的运动并且持之以恒才能达到有效降糖的目的。

有氧及混氧运动才能有效降血糖

运动要达到一定的量和强度，才能够起到消耗肌肉中糖原的目的，从而促进血糖的代谢。"不痛不痒"的运动与其说是"运动"，不如说是在"做动作"，对于降低血糖作用不大。能够起到降血糖作用的运动包括有氧运动和混氧运动。

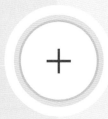

有氧运动的特点是强度中等、有节奏、可以持续较长的时间。典型的有氧运动有快步走、慢跑、爬楼梯、太极、骑自行车等，对于中老年人降低餐后血糖有较好的帮助。

所谓"混氧运动"，是指有氧运动 + 无氧运动（如俯卧撑），运动的强度要高于有氧运动。混氧运动除了能帮助"糖友"降低血糖外，还有助于提高肌肉力量和心肺功能。

一般来说，运动强度越大，则耗能越多，降血糖效果越好。比如强度较大的户外越野可以维持降糖效果12~24小时。但是如果停止运动，血糖会在48~72小时后再度升高。

运动间隔时间不宜超过 3 天

每周运动
3~5 次

一周共进行
有氧运动
150 分钟

间隔时间
不宜超过 3 天

每次运动
30 分钟左右

保持运动量的
基本稳定，
避免忽大忽小

1 型糖尿病运动降糖效果不明显

运动的效果也与"糖友"的自身情况有关。因为代谢血糖需要身体具备一定的胰岛素水平，如果没有了胰岛素，血糖就不能正常转换成糖原，也就不能被肌肉所利用。

1 型糖尿病由于胰岛素缺乏，所以运动降糖的效果就不如 2 型糖尿病好。另外，如果血液循环功能不好，特别是四肢的血液循环不好，若运动后不能及时补充碳水化合物，也会影响血糖的消耗。同时，这类循环系统欠佳的患者也不能承受较大的运动量，这时应遵医嘱来选择运动的种类和强度。

 专家提醒

运动需要保持一定的强度，同时要维持一定的运动时间及运动次数，才能起到降糖的作用。通俗地说，就是运动时如果达到周身发热、微微出汗的状态，就可以起到降糖的作用；反之，则起不到降糖作用。但与此同时，"糖友"要切记，运动一定要循序渐进，量力而行。

以进餐时间来选择运动时间

除了运动的强度、种类和持续时间以外，运动时机的选择也十分重要。时机选择不当，既容易诱发低血糖，损害健康，也可能因错过了血糖的高峰期，导致运动的效果大打折扣。

在餐后血糖达到峰值前运动

有些运动建议认为，在血糖达到峰值的时候运动，这对于正常人来说没有问题，但对于糖尿病患者来说，因为有餐后的高血糖，所以如果血糖达到了峰值，就可能已经对身体造成了一定的损害。所以要在血糖达到峰值前就开始运动，从而起到降低血糖峰值的作用，做到防患于未然。

餐后血糖达到峰值的时间受很多因素影响，如人种、年龄、疾病、进餐的种类等。

> **正常人群** 血糖峰值时间在餐后 0.5~2 小时之间。

> **空腹血糖受损者** 血糖峰值时间在餐后 2 小时左右。

> **糖耐量受损者** 血糖峰值时间在餐后 1.2~1.8 小时之间。

> **妊娠糖尿病女性** 血糖峰值时间在餐后 1~1.2 小时之间。

> 中国人的餐后血糖高峰一般发生在 1 小时左右。

> 欧美人的餐后血糖高峰一般发生在餐后半小时左右。

餐后 30~45 分钟是锻炼的好时机

总之，对于"糖友"而言，餐后起始运动的时间，应选在血糖达到峰值前 15~30 分钟比较合适。由于血糖达到峰值的时间因人而异，也因食物不同而异，所以我们能够把握的也只是一个大概的时间。由于一般血糖达峰时间在 1 小时左右，所以，餐后 30~45 分钟是开始运动的合理时机。

血糖高的人适合晨练吗

　　"早睡早起身体好"，这是大家所熟知的养生之道，特别是中老年人，比较愿意奉行这个原则。其实，这原本是一个不错的生活习惯，但对于血糖高的人来说，养成良好的生活习惯固然有助于血糖的控制，不过，选择在晨起后马上进行运动锻炼，就不见得合适了。

清晨高强度运动易"伤心"

　　人体有着非常规律的昼夜节律变化，清晨 4~5 点期间人体的生理功能处于低潮期，此时心血管系统还不能耐受较大的运动负荷，如果突然进行运动，会使肌肉中血流量迅速增加，导致心血管系统的负荷增大，不利于心脏的健康，甚至会增加运动性猝死的风险。

　　此外，有资料显示，早上 5 点前肌肉速度、力量及耐力都处于相对较差的状态，此时锻炼的效果也不是很好。

早餐前进行锻炼有利于血糖控制吗

　　2018 年 12 月，一项来自瑞典的相关研究结果发表在 *Diabetologia* 上，旨在通过观察 2 型糖尿病男性患者早上或下午运动对于 24 小时血糖谱的影响。

　　结果显示：下午运动较晨练更有助于改善血糖，且优于运动前；而晨练时血糖控制最差，甚至比不运动时（即运动前）还要高，而且这种效应可延续到不运动的第二天。因此，晨练至少在短期对血糖有不利影响。

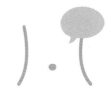

　　对比以往发表的同样在 2 型糖尿病患者中的研究显示出了相反的结论。分析两个研究发现，差异很可能来自进食情况的不同。既往的研究中，患者在运动前 1.5 小时给予了标准餐，也就是运动是在早餐后进行的。新研究在运动前 1 小时进食了少量食物，近乎空腹。

　　所以，"糖友"最好不要在早餐前进行锻炼。如非常喜欢晨练，可在吃过早餐后再选择合适的时间与地点进行锻炼。

清晨室内外温差大，易导致血管收缩

　　清晨气温较低，特别是在春、秋、冬三季，室外的气温与屋内的温度相差较大。早上从"热被窝"里出来，到了室外，很容易受到低温的刺激。人体受低温刺激后，引起交感神经兴奋，导致血管收缩，进而导致血压升高。这对于有心脑血管疾病的"糖友"来说是有一定风险的。另外，交感神经兴奋还会导致儿茶酚胺等升糖物质的分泌增加，进而引起血糖上升，也不利于血糖的控制。

早上空气质量比较差

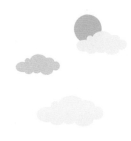

　　很多人都以为，早晨的空气会相对清新一些，其实不然，人类生产生活产生大量的气体污染物，如粉尘、汽车尾气、工业废气、致病细菌等，经过一夜的时间，在底层的空气中堆积得比较多。所以，城市早晨的空气污染指数相对会更高一些，尤其是在有雾的清晨更是如此。太阳出来以后，地面温度升高，地面附近的空气受热上升，形成对流，带动污染物升到高空，靠近地面的污染物就会减少。

上午 9 点以后是运动的好时机

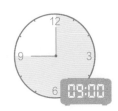

　　很多人选择晨练，主要是因为经过一夜的休息，感觉精力比较充沛，没有下午和晚上的劳累感。另外，清晨的环境也格外静谧，让人感觉身心舒适。

　　但权衡利弊后，建议"糖友"还是把晨练的时间安排在上午 9 点以后。第一，9 点以后，身体的各项机能全部恢复，基本处于一天最高潮的时间段；第二，此时早餐也已经踏踏实实地吃完；第三，太阳已升高，空气也变得比清晨时更加洁净，是锻炼的好时机。

简单易做又有效的有氧运动

散步：快速、慢速交替进行

散步可以先快速行走 5 分钟，然后慢速行走 5 分钟，如此交替进行。身体状况较好的"糖友"可每分钟走 120~150 步，身体状况较差的"糖友"应先慢速步行，速度保持在每分钟 90~100 步，锻炼一段时间以后，身体适应了，再逐渐增加运动量。

注意行走时的正确姿势，收腹挺胸，目视前方，跨步要大而流畅，摆动臂膀时让肘部保持弯曲 90°。

慢跑：以 15~30 分钟为宜

慢跑和长跑的运动量较大，慢跑时的最高心率可达 120~136 次 / 分钟，糖尿病合并高血压的患者要谨慎练习。可先在 10~12 分钟之内快速行走 1000 米，如果没有不适反应，再进行跑步锻炼。跑步时间可由少逐渐增多，以 15~30 分钟为宜。也可以采用间歇训练法，即慢跑 30 秒，慢速步行 60 秒，这样反复进行 15~20 次。

跳舞：缓和情绪

舞蹈是一种全身性的、有节奏的运动，不但可以恢复和增强身体功能，还可以缓和紧张情绪。"糖友"可以将舞蹈作为平常增加乐趣的运动，这样就更有动力让自己将运动坚持到底。

游泳：减轻心脏负担

水对皮肤的刺激可使皮肤血管不断收缩和舒张，进而改善血管的功能。同时，游泳还可以减轻心脏的负担，对防治糖尿病合并高血压有一定的帮助。

游泳还能使身体内的脂肪加速燃烧，从而增强减肥效果。游泳时要掌握好运动量，不要长距离游泳或进行游泳比赛，以免发生危险。泳姿以舒适自如为宜。

降糖运动操：增强血管弹性，改善体质

降糖运动操能够消耗热量，减轻体重，通过减轻体重增加组织细胞对胰岛素的敏感性，减轻胰岛素抵抗。降糖运动操还能改善心肺功能，使循环和呼吸功能得到改善，并能增强血管弹性，改善体质等。降糖运动操简单易学，随时随地都可练习，"糖友"不妨学一学。

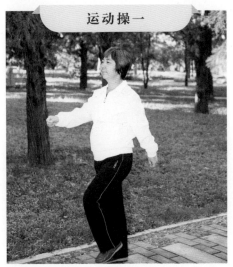

运动操一

原地踏步走 1~3 分钟。

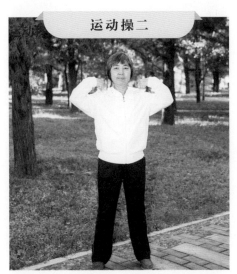

运动操二

两脚开立，与肩同宽，两手半握拳抬高置于肩部，停留 3 秒，将手自然放下，重复 10 次。

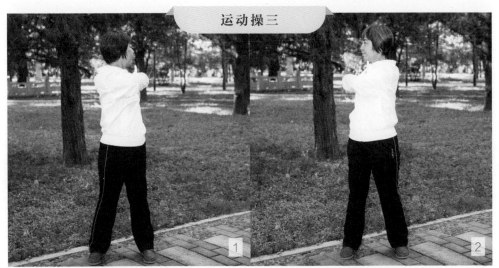

运动操三

两脚开立，与肩同宽，两手中指指尖相对平抬至胸部。保持双脚不动，身体向左转 90°（图 1），慢慢恢复原位后，再向右转 90°（图 2），重复 6~8 次。

运动操四

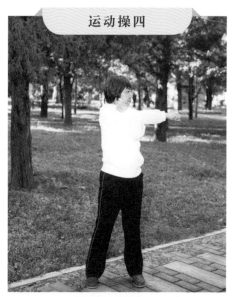

两脚开立，与肩同宽，将左手臂由体前徐徐上举至平肩，用右手尽量去触摸左手臂的腋后线，停留 5~10 秒，恢复原位。左右手动作交换，重复 5~10 次。

运动操五

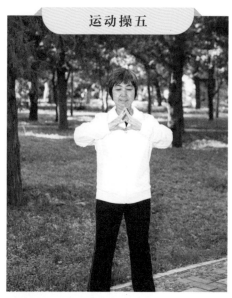

两脚开立，与肩同宽，双手五指指腹相对，相互挤压 5~10 次。

运动操六

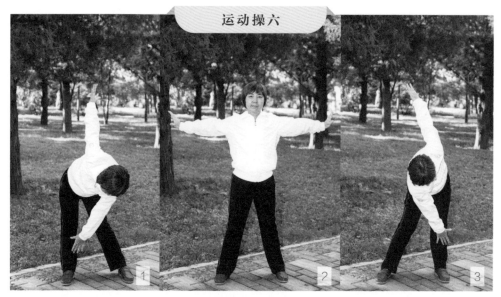

两脚开立，略比肩宽，双手手臂平举至与肩平，用左手去触摸右脚脚踝，保持 1~3 秒（图 1），恢复平举动作后（图 2），再用右手去触摸左脚脚踝（图 3），重复 6~8 次。

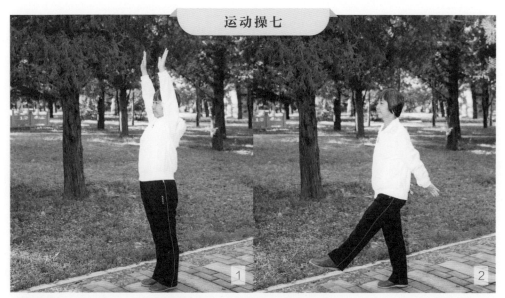

运动操七

两脚开立，与肩同宽，双手手臂自然上举至头部，保持 3~5 秒（图 1），慢慢让手臂自然下落至腿侧后（图 2）。左腿向前踢。左右腿动作交换，重复 3~5 次。

太极拳：具有缓解糖尿病的作用

太极拳动作柔和，可以平衡阴阳，导气行意，疏通经络，平衡人体的代谢功能，从而促使血糖下降，对糖尿病有一定的缓解作用。"糖友"可以选择较舒缓、起伏小的拳种，如 24 式简化太极拳。"糖友"在打太极拳时要求以意念引导动作，思想集中，心境宁静，这有助于消除不良情绪对身心的影响。

下面推荐 24 式简化太极拳里的两个招式：第 19 式海底针和第 20 式闪通臂，以供"糖友"自我练习。

第19式 海底针

重心移到左腿,右脚向前迈半步,重心再移到右腿,左脚稍向前移,脚尖点地,成左虚步;同时身体微向右转,右手下落,经身体前方,向后、向上提抽至肩上耳旁,再随着身体左转的动作,由右耳旁斜向前下方插出,掌心向左,指尖斜向下方;同时,左手向前、向下划弧,落在左胯旁边,手心向下,指尖向前;眼睛要看着前下方。

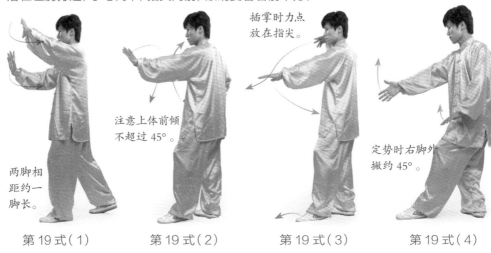

两脚相距约一脚长。

注意上体前倾不超过45°。

插掌时力点放在指尖。

定势时右脚外撇约45°。

第19式(1)　　第19式(2)　　第19式(3)　　第19式(4)

第20式 闪通臂

接上式,上身微向右转,左脚向前迈出,屈膝弓腿,成左弓步;同时右手由身体前方向上提,掌心向上翻,屈臂上举,停在右额的前方;左手上起经胸前向前推出,高度与鼻尖相平,手心向前;眼看左手。

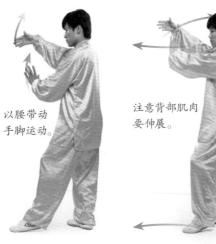

以腰带动手脚运动。

注意背部肌肉要伸展。

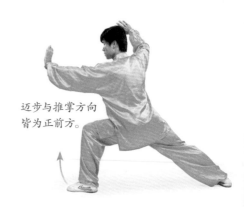

迈步与推掌方向皆为正前方。

第20式(1)　　　　第20式(2)　　　　　　第20式(3)

五禽戏：有利于血糖的平稳

　　五禽戏是东汉名医华佗在古代仿生导引吐纳术的基础上，根据虎、鹿、熊、猿、鸟的活动特点，结合中医脏腑、经络、气血理论编成的一套具有民族特色的仿生养生法。

　　由于这5种动物的生活习性不同，活动的方式也各有特点，或雄劲，或轻捷，或沉稳，或变幻，或高飞。"糖友"模仿它们的姿态进行运动，可使全身气血流畅，起到锻炼关节、脏腑的作用，有利于血糖的平稳控制。下面介绍五禽戏中几个具有代表性的动作供"糖友"参考。

伸缩有力、刚柔相济的虎戏

头自然低下，眼睛专注地注视双手。

上提两拳时，两拳间距保持平行不变。

配合呼吸，两掌上举时吸气。

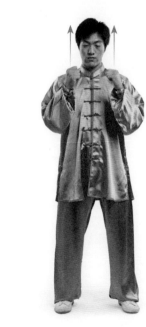

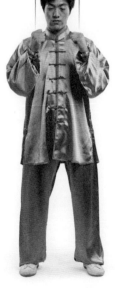

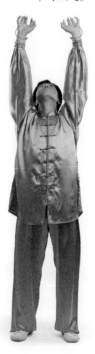

动作一：两手掌心向下，十指撑开，手指关节弯曲成虎爪状；头自然低下，目视两掌。

动作二：两手外旋，从小指开始弯曲，其余四指依次弯曲握拳，两拳沿体前缓慢上提。

动作三：两拳提至两肩时，十指撑开，向上举至头上方，手指再弯曲成虎爪状；目视两掌。

轻盈舒展、安闲雅静的鹿戏

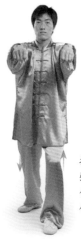

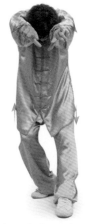

拳变"鹿角"，
掌背相对。

提腿前跨要有
弧度，落步轻盈，
体现出鹿的安
舒神态。

动作一：左脚向前跨一步，屈膝，右腿伸直，成左弓步；同时，两手握空拳，向上、向前划弧至体前，向下屈腕，抬高至与肩平，与肩同宽，拳心向下；目视前方。

动作二：身体重心向后移；左膝伸直，全脚掌着地；右腿屈膝，低头，弓背，收腹，同时两臂内旋，两掌向前伸，掌背相对，由拳变为"鹿角"。

轻灵敏捷、动静结合的猿戏

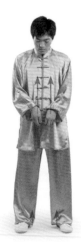

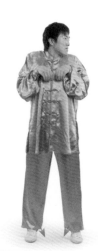

屈腕撮拢捏紧成
"猿钩"时目视
双手。

两手上提
至胸，两肩
上耸。

脚跟提起，
收腹提肛。

动作一：两手于体前，手指伸直分开，再屈腕撮拢捏紧成"猿钩"。

动作二：两手上提至胸前，两肩上耸，收腹提肛；同时，脚跟提起，头向左转动；目随头动，看身体左侧。

第五章

规律生活，
不让血糖一波三折

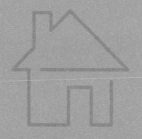

夏季血糖波动较大，千万不可大意

血糖除了受饮食、运动和身体状况的影响以外，在一定程度上也受季节的影响。一般来说，夏季的血糖既容易偏低，也容易偏高，总体上波动较大；而秋冬季节血糖则总体相对会偏高一些。

夏季高温使血糖既容易偏低，也容易偏高

1 气温较高，导致食欲受到影响，热量摄入量相对减少，另外，食物也偏于清淡。这些饮食方式的改变会导致体重和血糖有所下降。

2 人在炎热的气候下，基础代谢升高，导致热量消耗增加。

3 夏季白昼时间较长，天亮得也比较早，所以人们的睡眠时间可能会略少于秋冬季。

4 夏季人们更喜欢外出旅游，总体运动量也会高于冬季。

- 夏季是很多瓜果大量上市的季节，如果管不住嘴，"糖友"很可能会不知不觉摄入超量的碳水化合物，导致血糖上升。

- 夏季饮食偏清淡，油脂及肥肉等摄入量减少，但与此同时，有些"糖友"会倾向选择粥、凉面、凉皮，甚至冷饮等高碳水化合物的食物，反而会对血糖有较大影响。

- 一部分人因为怕热，饭后的活动，特别是午餐后的活动量会大为减少，容易导致餐后血糖升高。

- 天热时排汗量增多，如果不能充分补水，会导致血液浓缩，血糖水平升高，严重时甚至出现高血糖性高渗综合征。

- 炎热天气会影响一部分人的睡眠质量，甚至会导致失眠。失眠产生的烦躁和焦虑可能会导致血糖升高。

关注饮食起居，做好血糖监测

综合以上特点，夏季的血糖比其他季节更容易波动。所以，"糖友"在夏天要高度重视血糖的波动性。建议"糖友"在炎热的夏季应注意自己的饮食起居。

1

要管住嘴，不要过量摄入高糖的"清淡饮食"，不要吃冰镇的甜品，控制好瓜果的食用量。

2

晚上使用空调调整好室内温度，尽量保证睡眠质量。

3

中午天气太热时，可以把餐后运动改为室内活动。

4

补充足够的水分，特别是出汗较多的情况下更不要缺水。

5

做好血糖监测，并做好记录。

做好 4 件事，安然度秋季

一场秋雨一场寒，秋天一到，气温大幅变化，人的生理机能，如饮食、睡眠、体重、情绪等都会受到影响。临床统计显示，糖尿病患者在秋冬季节住院的比例是春夏季的 2~3 倍，所以"糖友"一定要密切关注自己的血糖波动情况。针对秋季的气候特点，"糖友"要注意做好以下 4 件事。

控制好体重，秋膘不要贴了

秋季有"贴秋膘"的传统，这也是在物质匮乏年代养成的一种传统习惯。在人们普遍营养摄入不足的年代，秋季大量农产品的收获，让人们的饮食得以改善，营养不足的状况得以纠正，对于身体健康是有益的。如今各种食物非常丰富，且季节之分不明显的情况下，"贴秋膘"对于有些人来说就不是很适宜了，特别是体重超标或血糖超标的人群。

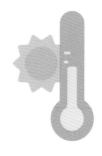

传统的秋季养生理念中，百合、银耳、莲子、莲藕、杏仁、黑豆、芹菜等食物有润燥益气作用，同时它们也有益于健康，不但适合普通人食用，也适合"糖友"食用。但需要注意的是，对于其中碳水化合物含量较高的食物，如百合、莲子、莲藕等，"糖友"在食用时应相应减少主食的摄入。

及时增减衣服，避免感冒

秋冬交替季节昼夜温差较大，冷空气活动频繁，使得秋季成了伤风感冒的多发季节。由于糖尿病患者的免疫力较低，更容易感冒，而感冒对人体而言是应激因素，会刺激体内的应激激素升高，进而引起血糖的升高，若处理不当甚至可能引起糖尿病酮症。因此，"糖友"一定要根据气候变化增减衣服，预防感冒。天气质量较好时注意开窗通风换气，保持室内空气清新。

保证饮食卫生，预防肠道感染

秋季是肠道传染病流行的季节，腹泻会导致血糖的控制毁于一旦。所以"糖友"在环境卫生、食品卫生和个人卫生这三个方面要严格把关。

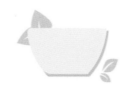

以食品卫生为重点，严防"病从口入"。不吃不洁的食物，不吃冰箱中久放的食物，不喝未烧开的自来水，不暴饮暴食，吃生冷食物时一定要保证品质且适量摄入。

选用适合自己的护肤霜保护手足

秋季气候开始变得干燥，气温逐渐降低，湿度逐渐减小，人的皮肤黏膜水分蒸发加速，皮肤开始不像夏季那般滋润了。保护皮肤，特别是最容易干燥的手足皮肤，要从秋季开始，而不要等到冬季皮肤出现瘙痒和皲裂后再开始护理。

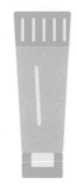

护理皮肤也要"内外兼修"。要及时补充水分，以维持体内水代谢平衡，平时可以多喝白开水或淡茶水等；饮水时建议少量多次，不要等口渴时再喝。少吃辛辣油腻厚味的食物，以防秋燥症状加重。

同时也要注意对皮肤的保湿护理，特别是手部和足部的皮肤，非常容易变得粗糙。"糖友"可以选择适合自己皮肤的润肤霜，不要使用纯甘油作为护肤品，因为纯甘油有很强的吸水性，在环境湿度很低的情况下会使皮肤脱水。

 专家提醒

无论是在什么季节，"糖友"都要管住嘴，保持体重长期的稳定是控制血糖的重要前提。

希望"糖友"对于秋季血糖控制特点多加了解，及时进行饮食及生活方式的调整，平稳度过"多事之秋"。

严冬时节的 5 大保健要点

冬季天气寒冷干燥，对于慢性病患者来说，也是各种并发症的高发季节。冬季血糖容易偏高，机体血流速度减慢，血黏度增加，容易发生心脑血管疾病；寒冷也会导致身体末端血管收缩，手足的血流减少，容易造成供血不足；冬季室内生活时间增加，可能导致运动量减少；寒冷也会使人的食欲大增，造成体重失控等一系列问题。所以"糖友"在冬季应该在以下 5 个方面多加注意。

预防冻疮和糖尿病足

在寒冷的气候里，人体处于一定的应激状态，为了保护内脏重要的器官，如心脏、肾脏、肝脏等，人体会优先为它们提供血液，这样相对不那么重要的器官，供血量就会减少，这也是正常的生理反应。当供血量减少，是通过收缩向肢端供血的小动脉和毛细血管等来实现的。对于普通人来说，除了觉得手脚冰凉以外，影响不大。但对于"糖友"来说，长期的高血糖已经损害了外周的小动脉、毛细血管。所以，原本营养就不充足的肢体末端，对于寒冷刺激的耐受能力下降，很容易发生冻疮。

长期高血糖会损害外周神经，会使"糖友"对于肢体受到的伤害反应不敏感。特别是足部，如果不经常查看，有时出现皮肤破溃都没有感觉，会让微小的创口迅速发展成难以愈合的糖尿病足。所以，"糖友"要养成每天仔细查看四肢，特别是查看足部的习惯。

💡 专家提醒

冬季，"糖友"一定要注意足部的保暖，每天可以在睡前用 37℃左右的温水泡脚，以改善脚部血液循环。在泡脚前用手腕而不是直接用脚试水温，这样可以避免因脚部知觉下降而被烫伤。泡脚时间不要太长，5~10 分钟就可以了。洗完脚后要及时擦干，特别是趾缝，擦干后还可以抹点润肤霜。为自己准备一面镜子，每天照看，包括脚背、脚底、脚趾都要检查清楚。仔细观察皮肤的色泽、温度、湿度变化，查看有无细小的损伤、水肿、水泡等。

注意防寒保暖，避免心脑血管疾病

儿茶酚胺有
升高血糖的作用

寒冷的刺激，可使体内儿茶酚胺的分泌增加，所以，"糖友"在冬季要注意防寒保暖，特别是避免骤然出现的寒冷刺激。从室内外出时应穿好外套、戴好帽子，防止由于室内外温差过大对身体带来影响。

儿茶酚胺有收缩血管、
促使血压升高的作用

儿茶酚胺作用于心脏，可使心率加快，收缩力增强。所以，对于本来心脑血管疾病发生风险就比较高的糖尿病患者来说，会增加心脑血管的负担，甚至诱发心脑血管疾病。

吃饭坚持定时定量，少喝肉汤

饮食有助于抵御寒冷，人在天寒地冻的室外工作或活动时会手脚冰凉，一杯热茶或咖啡、一碗热乎的汤面或饭菜，可以瞬间让人恢复温暖。但正是因为如此，在冬季也容易摄入过量的食物，导致体重增加及血糖控制不佳。在饮食上，"糖友"一定要注意控制饮食的总热量，严格控制碳水化合物和脂肪摄入量。

吃饭坚持定时定量，每餐按照饮食计划的量进食。

注意多补充新鲜的蔬菜，避免维生素的缺乏。

可以多喝些热汤热茶，有助于暖身，尽量少喝肉汤，喝的时候一定要注意去除其中的油脂。

多进行户外活动，多晒太阳，以补充维生素 D。

因地制宜运动，保证运动的质量

天气骤然变冷，户外活动自然减少，机体储存的热量得不到消耗，非常不利于血糖稳定。

冬季在天气晴好的日子，一定要及时进行户外活动，如慢跑、走路、爬山等；天气恶劣时也尽量不要减少活动量，可以进行室内活动，如举哑铃、在跑步机上运动、打太极拳、跳舞等。

寒冷环境下四肢血供减少，容易拉伤肌肉和韧带，所以"糖友"在冬季运动时要注意保护好肌肉、关节和韧带，正式运动前先进行 10~15 分钟的热身运动。

每周监测血糖 2~4 次

越是血糖容易偏高或波动加大的季节，越要做好血糖监测工作。这样可以及时发现血糖的异动，以便及时进行调整。对于血糖控制稳定的"糖友"，可以每周监测血糖 2~4 次，如果发现血糖升高或不稳，可以增加监测的频率。

"糖友"在监测的同时要做好血糖、饮食及运动的记录，以便于回溯，也方便在就诊时让医生能够掌握到第一手资料。

保持平常心，血糖控制佳

当今社会，生活节奏快、工作压力大，大部分人都或多或少有紧张、焦虑、疲惫等感觉，这是现代生活方式不可避免的"副产品"之一。这种快节奏带来了各种"心理应激"及"心理疲劳"，使我们有时感到紧张烦躁，有时感到抑郁消沉。

紧张、焦虑、压力会抑制胰岛素分泌

有心理学家的研究结果表明：61% 的人感到在工作中不能胜任，30% 的人因为觉得不能够处理好工作和家庭的关系而有压力，20% 的人抱怨同上级关系紧张，16% 的人在上班途中精神紧张。这种"负能量"不但会影响到我们的生活质量和幸福感，同时对身体健康也有很大的不利影响，甚至因此产生一些疾病。具体到糖尿病来看，这些问题是否会对血糖的控制带来影响呢？答案是肯定的。

紧张、焦虑、愤怒、恐惧等负面情绪，会导致交感神经兴奋性增强，引起肾上腺激素分泌增加，促使肝脏中的糖原释放进入血液，从而提高血糖，以满足大脑、肌肉等重要器官的应激需要。但由此带来的副作用就是增加了身体糖代谢的负担。同时，上述心情通过复杂的神经内分泌过程也会抑制胰岛素的分泌。二者相加，就会导致血糖升高，特别是对于"糖友"来说，会导致血糖居高不下。

生活方式要平静、有规律

- 调整好自己的心理状态，保持情绪稳定、舒畅，心情愉快。
- 对于自己的疾病不要有太大的心理负担。
- 建立平静而有规律的生活方式，工作时注意劳逸结合。
- 保证正常睡眠时间。
- 保持适量的运动，配合合理的饮食及用药。

只有这样，才可以确保血糖的长期稳定，减少并发症的发生，从而提高生活质量，轻松享受生活乐趣。

学会调节和宣泄坏情绪

　　前面已经提到，紧张、焦虑、压力等负面情绪，会对血糖的控制造成不利影响。但生活中不可避免会遇到不顺心的事，也难免会产生不良情绪。

　　如何摆脱这些不良情绪？如何避免这些压力对我们的健康产生不利影响？除了尽量减少卷入会引起负面情绪的事情之外，更重要的是调整自己的心态。其实，生活中减轻焦虑、消除心理疲劳的方法有很多种。

调节和宣泄坏情绪	
外出运动和旅行 	运动除了有助于控制体重和血糖外，对于情绪的调节也是非常有益的。"糖友"可以去登山，体验一下"一览众山小"的乐趣；也可以在假日约几个好朋友去打球，让忧郁和烦恼随着汗水流掉。如果喜爱旅游，也可以在方便的时候出门旅行，寄情于山水。
享受阅读及音乐 	如果好静不好动，也有很多办法可以忘却紧张和烦恼。闲下来时，沏上一杯茶或咖啡，捧上一本自己喜欢的书，在知识的海洋中遨游；也可以听听音乐，让优美的旋律舒缓紧张的心情。
培养业余爱好 	适合自己的业余爱好，可以极大地调整我们的心态，为我们的生活增添希望和乐趣。钓鱼、养花、书画、手工等，都是非常容易实现的业余爱好。收藏自己喜爱的物品，为家人朋友展示厨艺，与亲朋好友一起聊天、打牌、逛街等，都是缓解心理压力的可行之法。

宣泄也是好办法

在调整自己心态的同时，也可以对知心的朋友或心理医生倾诉内心的烦恼和忧虑，这就如同我们倒垃圾一样，把心里的垃圾倾倒出去，从而摆脱不良情绪。

选对食物，"吃掉"忧愁和烦恼

饮食是生活中重要的乐趣之一，也是人们减压的一个办法，但对于"糖友"来说，如果饮食不当，反而会适得其反。

ω-3脂肪酸对于"糖友"来说是安全健康的营养物质，有帮助缓解压力的作用，"糖友"可以经常食用来自深海的鱼、虾、蟹、贝类。

奶及奶制品、豆类、蛋黄、鱿鱼、墨鱼、南瓜子等食物中含有较多的色氨酸，这是合成5-羟色胺的原料，5-羟色胺是一种能产生愉悦情绪的信使。

含碳水化合物的食物，特别是甜食，也容易带给人愉悦的感受。但对于"糖友"来说，摄入甜食会导致血糖升高，长此以往还会使体重超标，从而带来更多的烦恼和焦虑。所以，建议"糖友"在摄入碳水化合物时要用多糖来代替单糖和二糖。

总之，近到回家泡个舒服的热水澡，远到外出过一个美好的假期，都是减轻生活压力、排解负面情绪的有效办法。

排解忧郁和烦恼的方式这么多，我们可以选择适合自己的一种或数种方法。在这里，建议"糖友"在工作和生活中一定要：全面安排，量力而行；讲究方法，争取支持；生活有序，忙中偷闲；不良情绪，及时宣泄；注意饮食，合理调节。

树立战胜疾病的信心

很多慢性病患者，尤其是新诊断出疾病的患者，都可能会产生一些恐惧、焦虑和沮丧的情绪。对疾病本身的恐惧、焦虑和沮丧，比生活和工作压力对疾病的影响更大。在得知自己患了糖尿病以后，可以采取以下措施来摆脱恐惧、焦虑和沮丧的情绪。

了解糖尿病，是战胜疾病的第一步

了解糖尿病可以帮助患者稳定情绪，明白发生在自己身上的这种疾病是一种慢性非传染性疾病；是一种可以通过调整饮食、生活方式及药物治疗而控制的疾病；经过规范的控制和治疗，把血糖控制在比较理想的范围，就可以与普通人一样享受人生，且身体状况、生活质量、寿命与正常人相差无几。

寻求专业医生及营养师的帮助

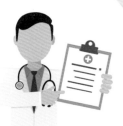

咨询护士，了解糖尿病的护理方法、自我血糖监测方法，如果需要使用胰岛素，还需要学习胰岛素的注射方法等。如果对自己的健康状况过分地焦虑或担忧，还可以找心理专家进行心理咨询及指导。

找专业医生咨询当下是否需要药物治疗，还是单纯饮食控制。找营养师根据个人的身体状况、病情及生活习惯，制订个体化的糖尿病食谱。

随着对自己病情的不断了解，对糖尿病综合治疗方法的掌握，加上医护人员的保驾护航，以及亲人的鼓励和支持，"糖友"一定能够战胜糖尿病。

第六章

不要抗拒药物
治疗

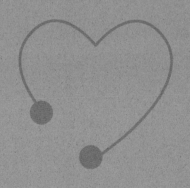

药物治疗的最佳时间

有不少"糖友"，因为没有症状而不接受自己患上糖尿病的事实，对体检结果不予理睬，生活中不加以关注及监测，下意识地拖延治疗，这是非常不可取的。

糖尿病对身体的危害主要是因为过高的血糖会损伤神经、血管，使组织器官受损。而且，血糖波动越大，对身体的损害就越大。所以，糖尿病患者如果不及时开始治疗，会导致血糖控制不佳，进而增加远期并发症的发生率。

1 型糖尿病，只要确诊就需要用药

一旦发现自己血糖高，首先需要对该病有一个正确的认识，并到正规医院寻求专业医生的帮助及治疗。在确诊时，医生会先判断是否存在胰岛素分泌不足，并对糖尿病进行分型，对于 1 型糖尿病，因胰岛素分泌不足，一开始就需要注射胰岛素。

糖化血红蛋白值决定开始用药时间

2 型糖尿病的治疗初期，医生往往会在饮食及运动治疗的基础上，加用口服降糖药。对不良饮食习惯进行改善，如分餐进食、减轻体重、控制高热量食物的摄入等。通过运动可以消耗更多的热量。控制能量的摄入，促进能量的消耗，是治疗糖尿病的基础。

- 对于大多数糖尿病患者，合理的血糖控制目标是使糖化血红蛋白（HbA1c，代表既往两三个月平均血糖水平）≤ 7%。

- 对于糖化血红蛋白在 7.5%~8% 的患者，医院诊断后就应该开始药物治疗。

- 糖化血红蛋白小于 7.5% 但是大于 7%，部分患者可考虑先进行 3~6 个月生活方式的改变，如不能达标，再开始药物治疗。

药物选择因人而异，并非越贵越好

有的"糖友"跑到医院来找医生，说："医生，请给我开最贵、最好的药。"那么最贵的药一定是好药吗？这个不一定。好的药物就像好的战斗武器，我们有了好的武器，还需要合理地排兵布阵，才能用最少的兵力"打赢"胜仗。

在降糖药物的选择方面，需结合患者的血糖情况、糖化血红蛋白值、共存疾病、预期寿命、药物的降糖效果及安全性等方面进行个体化方案选择。

明确糖尿病类型，1型糖尿病需注射胰岛素

一旦确诊为糖尿病，首先需要明确糖尿病的类型，了解自己的胰岛功能如何。如果为1型糖尿病，需立即注射胰岛素。

2型糖尿病用药需谨慎，要在医生指导下进行

2型糖尿病患者，在临床上，一般先根据患者的糖化血红蛋白及血糖升高的情况来决定治疗方案。对血糖升高不太明显者，一般是建议单纯饮食和运动治疗；血糖较高者可选用口服降糖药或胰岛素治疗，待血糖稳定后逐步减少口服药物或胰岛素量。在药物选择方面需根据患者的具体情况及合并症来决定，药物选择及降糖方案的变化尤其要谨慎。

妊娠糖尿病要在医生指导下应用人胰岛素

对于孕妇，在妊娠期间发生高血糖或者糖尿病后，需要在医生的指导下，应用人胰岛素治疗。

60岁以上"糖友"，用药时需避免低血糖

大多数老年糖尿病患者（60岁以上）是2型糖尿病，容易出现认知功能障碍等，对低血糖的耐受能力较差，治疗中应尽可能避免低血糖的出现。

选择口服药还是胰岛素，一定要听医生的

口服降糖药是通过改善胰岛素敏感性、促进胰岛素分泌、延缓胃肠吸收等方面降低血糖的，适用于胰岛素分泌能力下降或者存在胰岛素抵抗的情况，即 2 型糖尿病患者。而对于胰岛素分泌量绝对缺乏的 1 型糖尿病是不适用的。

对于无症状、新诊断的 2 型糖尿病患者（大多数是通过体检发现高血糖的），在没有禁忌证的情况下，可通过糖化血红蛋白值，确定使用口服药还是胰岛素。

糖化血红蛋白接近目标值时，首选二甲双胍

糖化血红蛋白值接近目标水平时，建议把二甲双胍作为首选药物，同时进行生活方式的指导；对于糖化血红蛋白值明显高于目标值的无症状患者，仍建议首选二甲双胍，胰岛素可作为备选；对于糖化血红蛋白值大于 9.5%，空腹血糖大于 13.9 毫摩尔 / 升，随机血糖大于 16.7 毫摩尔 / 升的患者，可首选胰岛素治疗（早期使用胰岛素强化治疗，保护胰岛 β 细胞）。

7 类人群一般仅使用胰岛素治疗

1 存在糖尿病酮症、高血糖高渗状态、感染等急性并发症，体重减轻等情况时。

2 难以区分 1 型糖尿病还是 2 型糖尿病的患者。

3 口服药物过敏或无效，有严重胃肠疾病不能耐受的患者。

4 存在严重的肝功能障碍或肾脏病变的患者。

5 即将分娩的高血糖孕妇。

6 即将接受手术的高血糖患者。

7 手术摘除胰腺的患者。

规律用药，忌突然停药

针对糖尿病发病的各个环节，现阶段，我们已经发明了很多方便有效的药物，只要应用得当，就能发挥其最大的功效，维持血糖的稳定。

大部分糖尿病患者需终身用药

到目前为止，除了少部分继发性糖尿病患者，在解除原发病因后可以完全停药，以及少部分糖尿病早期强化治疗后的患者可以暂时停药外，大部分糖尿病患者仍需终身用药。

突然停药会升高血糖，甚至危及生命

在糖尿病治疗的整个过程中，如果饮食、运动得到了合理的安排，体重得到适当的控制，根据血糖情况，降糖药物的种类可能逐渐减少，药物用量可能变化，但切忌自行突然停药。尤其是依赖于胰岛素控制血糖的患者，如1型糖尿病、2型糖尿病晚期，这些患者由于自身胰岛素的绝对缺乏，外源性胰岛素起了非常重要的作用，突然停药可能会造成血糖骤然升高，造成高血糖高渗性昏迷，或糖尿病酮症酸中毒，处理不及时可能危及生命。

突然停药后可能导致血糖再次升高，长期血糖控制不佳，会大大增加发生糖尿病慢性并发症的风险。如血管病变，会导致心脑血管事件发生率大大增加；神经病变，会导致患者对多种疾病状态的反应较差，临床症状不明显，可能发生严重感染，感染容易扩散，伤口不易愈合，甚至造成感染性休克，危及生命。

所以，糖尿病患者一定要在有经验的医师指导下规律用药，切忌突然停药。

常见降糖药物及注意事项

双胍类药物好用不贵

常用药物： 双胍类药物是传统"老"药，最常用的是二甲双胍。

主要作用： 可以从抑制食欲、减轻体重、抑制肝糖原输出、提高人体对胰岛素的敏感性等多个环节来降糖，但不会降低正常的血糖。

服药时间： 餐前、餐中、餐后均可服用，效果递减，副反应递减。

注意事项： 很多"糖友"初次服用双胍类药物时可能会出现恶心、呕吐等胃肠道刺激症状。针对这种情况，可以尝试少量、餐后起始服药，逐步增加剂量。

非磺脲类（格列奈类）胰岛素促分泌剂，口服后作用快

常用药物： 那格列奈、瑞格列奈等。

主要作用： 可刺激胰岛 β 细胞分泌胰岛素。

服药时间： 餐前 15 分钟服用，也可在餐前即刻服用。

注意事项： 口服后作用快，半衰期（指药物在血浆中最高浓度降低一半所需的时间）短，为快速餐后降糖药。严重肝功能不全、缺血性心脏病患者慎用。

噻唑烷二酮类，适用于胰岛素抵抗较明显的 2 型糖尿病患者

常用药物： 吡格列酮等。

主要作用： 增强胰岛素在外周组织内的敏感性，减轻患者的胰岛素抵抗。

服药时间： 无特殊要求。

注意事项： 噻唑烷二酮类药物为胰岛素增敏剂，主要适用于较肥胖的 2 型糖尿病患者，尤其对存在明显胰岛素抵抗的 2 型糖尿病患者疗效颇佳。

磺脲类胰岛素促分泌剂，进餐前20~30分钟服用

常用药物：格列本脲、格列吡嗪、格列齐特、格列喹酮、格列美等。

主要作用：可刺激胰岛 β 细胞分泌胰岛素。其降糖作用的发挥，有赖于患者残存的 30% 以上有功能的胰岛 β 细胞。

服药时间：最佳服用时间是进餐前 20~30 分钟。

注意事项：糖尿病患者若在服药后未按时进餐，可出现低血糖反应；若在服药后过早地进餐或在餐后服用该药，往往达不到理想的降糖效果。

α - 糖苷酶抑制剂，可降低患者的餐后血糖

常用药物：阿卡波糖（拜唐苹、卡博平）、伏格列波糖（倍欣）等。

主要作用：可抑制葡萄糖淀粉酶、蔗糖酶、麦芽糖酶和异麦芽糖酶的活性，延缓葡萄糖和果糖等的吸收，从而降低患者的餐后血糖。

服药时间：最佳服药时间和服药方法是在开始吃第一口食物时嚼服；未进餐或未进食碳水化合物时，服用效果不佳。

注意事项：患者服用该类药物后，可能会出现腹胀、排气增多、腹痛和腹泻等不良反应，一般服药数周后该症状可减轻或消失。

二肽基肽酶Ⅳ抑制剂（DPP-4 抑制剂），
可调节血糖代谢

常用药物：西格列汀、沙格列汀、利格列汀、维格列汀、阿格列汀。

主要作用：抑制食欲，抑制升糖激素的分泌，改善胰岛素抵抗，通过胃肠道对血糖代谢的调节而起到降低血糖的作用。

服药时间：任意时间均可服用，可以降低空腹及餐后血糖。

其　　他：胰高糖素样肽 -1（GLP-1）受体激动剂，如艾塞那肽、利拉鲁肽和同那肽，贝那鲁肽、钠 - 葡萄糖协同转运蛋白 2（SGLT-2）抑制剂，如达格列净、卡格列净。

胰岛素一用就上瘾吗

胰岛素治疗是模拟正常人胰岛素分泌特点进行给药的。人进餐时开始分泌的胰岛素叫作"餐时胰岛素"，专门对付因进餐引起的血糖升高；另外在任何时刻体内都会有少量胰岛素分泌，这种胰岛素叫作"基础胰岛素"。糖尿病就是因为胰岛素缺乏或者胰岛素作用效率明显下降造成的。因此，用胰岛素治疗的时候就设法让胰岛素制剂作用时间尽量模拟"基础胰岛素"或"餐时胰岛素"，也由此发展出了许多种胰岛素制剂。

胰岛素降糖安全有效，不要有偏见

打胰岛素会上瘾，要终身打，这是不少"糖友"的理解误区，也是拒绝打胰岛素的一个理由。其实，如果经过治疗，胰腺的胰岛 β 细胞功能得到恢复，胰岛素就完全可以停用。

比如肥胖型糖尿病患者，通过严格的饮食控制和运动调节后，成功减肥，胰岛素的敏感性提高，此时，只要口服降糖药甚至单纯饮食、运动控制就能很好地控制血糖。妊娠糖尿病女性，分娩后血糖状态得到改善，胰岛素也可以停用。

不管怎么说，"糖友"最重要的就是要控制好血糖，采用合理的方法，控制好血糖是目的，不要对胰岛素有偏见。

预混胰岛素使用方便，注射次数相对少

预混胰岛素指含有 2 种胰岛素混合物，可同时具有短效胰岛素和中效胰岛素的作用，包括目前常用的诺和灵 30R、诺和灵 50R、优泌林 70/30、甘舒霖 70/30、门冬 30 等。一般每日 2 次皮下注射，分别在早、晚餐前 30 分钟。制剂中的短效成分起效迅速，可以较好地控制餐后血糖，中效成分持续缓慢释放，以替代"基础胰岛素"分泌。其优点是使用方便，注射次数相对少，缺点则包括了短效和中效胰岛素的所有不足。而且，由于是预混，因而必须配合更为固定的生活方式，否则易出现低血糖。

💡 胰岛素 / 胰岛素类似物制剂按作用时间可分为 5 大类

1
超短效

目前常用制剂包括门冬胰岛素和赖脯胰岛素。其特点是吸收速度快，起效迅速，作用持续时间短。所以它的作用主要是用来代替"餐时胰岛素"，能更加有效地控制餐后血糖。需要注意的是，用药后 10 分钟内必须进食，否则可能出现低血糖。

2
短效

即一般常规胰岛素，属于目前最常用的剂型。主要作用也是用来代替"餐时胰岛素"。一般 30 分钟内起效，作用时间持续大约 8 小时。一般需要餐前 30 分钟皮下注射。其缺点是餐前 30 分钟用药不易把握，血糖波动较大。

3
中效

中效胰岛素最常见的制剂是低精蛋白锌胰岛素，是用来替代"基础胰岛素"的。中效胰岛素最常用于胰岛素强化治疗方案中的睡前给药，以控制空腹血糖。其缺点是有峰值而易于产生夜间低血糖，往往需要睡前加餐。

4
长效

常见制剂为精蛋白锌胰岛素，也用于替代"基础胰岛素"，在早餐前 30~60 分钟给药。其特点是能减少注射次数，但药效不稳定，另外国内使用的均为猪胰岛素制剂，目前应用较少。

5
超长效

目前国内使用的是甘精胰岛素及地特胰岛素，具有长效、平稳、无峰值的特点，是胰岛素制剂中替代"基础胰岛素"最好的一种。每日注射 1 次，皮下注射起效时间为 1.5 小时，较中效胰岛素慢，有效作用时间达 22 小时，同时几乎没有峰值出现。近年国内新上市的德谷胰岛素，作用时间可达 42 小时以上，可能疗效更佳，但目前相关数据不多。

|降糖药之间的联合应用

"糖友"应每 3 个月检测 1 次糖化血红蛋白。如服用二甲双胍并配合生活方式干预的情况下，在 3 个月内，未能使糖化血红蛋白值达到个体化标准，需加用第二种药物。

二甲双胍的联合用药更具便利性

① 对于"二甲双胍 + 生活方式干预"初始治疗后，糖化血红蛋白值仍 >8.5%，或有高血糖症状的患者，首选联合胰岛素。

② 对于糖化血红蛋白接近目标值的患者，可考虑联合一种磺脲类药物，但需要警惕低血糖发生。

③ 二甲双胍可联合瑞格列奈，瑞格列奈主要经肝脏代谢，经肾脏排泄率不足 10%，可安全地用于慢性肾功能不全患者。

④ 如果以减重或避免低血糖为首要考虑因素，糖化血红蛋白接近目标值，可考虑联合胰高糖素样肽 -1（GLP-1）受体激动剂。

⑤ 二甲双胍联合利拉鲁肽、恩格列净，对心血管有保护作用。

⑥ 应用二甲双胍治疗后，餐后血糖控制欠佳时，可联合应用 α - 糖苷酶抑制剂治疗，但胃肠道胀气及其他胃肠道不适会相应增加。

⑦ 使用二甲双胍血糖控制不佳时，也可以联合应用二肽基肽酶 Ⅳ 抑制剂（DPP-4 抑制剂）。

目前，二甲双胍和其他口服药物的复方制剂有很多剂量规格，对于使用特定剂量可较好控制血糖的患者，复方制剂可减少服药次数及数量，具有便利性。

不能用二甲双胍时，磺脲类药物可作为首选

　　因各种原因不能应用二甲双胍时，可考虑使用磺脲类药物，其长期以来均作为一线药物使用，有效性、安全性和性价比也得到了充分肯定。随着多种新药的问世，目前也出现了多种选择。

　　对于应用磺脲类药物治疗 3 个月，效果不佳且糖化血红蛋白值 >8.5% 的患者，建议改用胰岛素。但对于糖化血红蛋白值 <8.5%，但未达标的患者，有多种药物可以选择，且可以和磺脲类药物联合使用。可根据"糖友"血糖的特点、意愿以及费用，制订个体化治疗方案。

　　可以联合的药物有：二肽基肽酶Ⅳ抑制剂（DPP-4 抑制剂）、噻唑烷二酮类、胰高糖素样肽 -1（GLP-1）受体激动剂、钠 - 葡萄糖协同转运蛋白 2（SGLT-2）抑制剂、α - 糖苷酶抑制剂及胰岛素。

常用口服药物与胰岛素的联合应用

　　1. 二甲双胍 + 胰岛素：体重增加明显减少。

　　2. 磺脲类 + 胰岛素：效果不及二甲双胍联合胰岛素，体重增加明显。

　　3. 噻唑烷二酮类 + 胰岛素：较单用胰岛素治疗，血糖控制更好，但会增加心衰发生率。

　　4. 胰高糖素样肽 -1（GLP-1）受体激动剂 / 二肽基肽酶Ⅳ抑制剂（DPP-4 抑制剂）+ 胰岛素：安全、有效，低血糖风险低，价格昂贵。

长期使用降糖药的注意事项

"糖友"一般需终身用药，那么，得了糖尿病，用上降糖药就万事大吉了吗？当然不是。在病程的不同时期，医生会根据每个人的临床特点，制订不同的降糖方案，在配合医生长期服药的同时，"糖友"要注意以下情况。

低血糖发作，应及时停用可疑药物

血糖不是越低越好，一次严重的低血糖，可能抵消长期控制血糖 10 年带来的益处。"糖友"在追求血糖达标的同时，一定要警惕低血糖的发生。如果出现头晕、心慌、出汗、面色苍白、记忆力越来越差，一定要警惕低血糖。从药物机制上，低血糖风险较高的药物包括：

● 磺脲类/非磺脲类促分泌剂：包括格列本脲、格列吡嗪、格列齐特、格列喹酮、格列美脲、那格列奈等。此二类药物刺激胰岛 β 细胞分泌胰岛素，如药量过大或者用药时间不当，则可能发生低血糖事件。

● 胰岛素：理论上，所有胰岛素用量过大均有发生低血糖的可能性。预混胰岛素造成低血糖的风险更高，如优泌林 70/30、诺和灵 50R 等。胰岛素类似物，由于其更贴近人体胰岛自主分泌胰岛素的特点，发生低血糖的风险相对低。

● 其他药物导致：糖尿病合并用药，如一些含巯基类的药物（比如硫辛酸），有可能出现胰岛素自身免疫综合征（IAS）。

如果出现低血糖发作，应及时停用可疑药物，更换低血糖风险低或者没有低血糖风险的药物。如二甲双胍、α–糖苷酶抑制剂、二肽基肽酶 IV 抑制剂（DPP-4 抑制剂）、胰高糖素样肽 -1（GLP-1）受体激动剂、钠 – 葡萄糖协同转运蛋白 2（SGLT-2）抑制剂。

药没吃对、药量不够等都可能造成血糖控制不佳

服用降糖药期间，我们依然要规律监测血糖，将血糖控制在目标范围。如果血糖控制不理想，我们要进一步寻找原因。

- 饮食不控制：饮食控制是控制所有类型糖尿病的基石。许多"糖友"使用的药种类很多，量也足够，但血糖始终无法控制，究其原因，很多是因为饮食控制不佳造成的。

- 药没吃对：口服降糖药种类繁多，药物机制各不相同，药物的服用时间，服用方法是否正确直接关系到药效是否发挥。

- 药量不够：患者的病情轻重不一，血糖波动特点不同，需要的药物种类和剂量也不相同。比如，有的人血糖明显升高，有的人血糖轻度升高，有的人血糖以空腹血糖升高为主，有的人血糖以餐后血糖升高为主。根据不同的情况，医生选择药物的种类、剂量也各不相同。

- 药物失效：如长期口服磺脲类药物的患者，随着病程的延长，胰岛 β 细胞功能衰竭，药物效果逐渐变差，突出表现为血糖控制不佳。

所以，我们需要定期监测血糖，及时发现血糖控制不佳的原因，只有这样才能长期控制好血糖。

肝肾功能不全，药物需减量甚至停用

糖尿病是一种慢性疾病，病程长，随着年龄的增长，合并症及并发症的增多，肝肾功能的变化，胰岛 β 细胞功能的衰竭，都会影响"糖友"的降糖方案。而许多药物需要经肝肾代谢，所以要根据肝肾功能选择合适的降糖药物，如果肝肾功能不全，药物就需要减量甚至停用，以避免发生严重的并发症。

C- 肽水平下降，提示易发生低血糖

关注 C- 肽和胰岛素的水平，尤其是 C- 肽水平反映了内源性胰岛细胞的功能，也反映了人体对自身血糖的调节能力。胰岛 β 细胞的储备和分泌功能严重不足的患者，C- 肽水平明显下降，一方面提示患者必须加用外源性胰岛素才能控制好血糖，另一方面若发生低血糖，则提示是外源性胰岛素过量。

做增强型 CT 前需停用二甲双胍

因为特殊疾病需要做增强型 CT，应用碘造影剂时，根据肾功能情况，可能需要当天提前停用二甲双胍。

有肺炎、发热、呼吸衰竭、低氧血症时，容易造成乳酸堆积，增加乳酸酸中毒的风险。如果自己判断不准，可以暂停二甲双胍，待医生评估后再做决定。

做手术前，为避免术中术后血糖控制不佳，应更换为胰岛素方案。

拉肚子、吃不下饭，应密切监测血糖，减量或停用降糖药物。

 专家提醒

"糖友"需要长期服用降糖药，但是在病程中降糖方案却不是一成不变的，我们要时时刻刻关注自己的血糖、身体状况、特殊事件的变化，以及时改变方案，获得最佳治疗效果。

第七章

不控糖的后果——
并发症悄悄到来

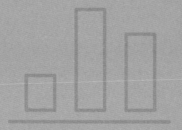

只要血糖控制好就一定不会有并发症吗

血糖控制不理想，容易发生并发症，这点已被无数临床病例所证实。但反过来说，血糖控制得还不错，是不是就一定不会出现并发症呢？临床上，有的"糖友"谨遵医嘱服药，对饮食"精打细算"，经常运动，血糖大多在正常范围内，但还是出现了并发症。有的"糖友"，血糖水平、病程长短和其他病友差不多，别人还没有并发症，他的并发症却已十分严重。可见，糖尿病并发症的发生机制十分复杂，血糖水平与糖尿病并发症并不能简单地成正比。

⚠ 餐后血糖的高低与心脑血管疾病的关系更为密切

很多"糖友"只监测了空腹血糖在正常范围，就认为自己的血糖达标了，殊不知，餐后血糖也很重要，甚至餐后高血糖对身体的危害更大。

餐后血糖的高低与心脑血管疾病的关系可能更为密切。空腹血糖达标，不代表餐后血糖达标；早餐后血糖达标，不代表午餐后、晚餐后血糖均达标。

⚠ 血脂、血压不达标，同样可以发生并发症

血压、血脂、吸烟、肥胖等同样是糖尿病并发症发生的重要危险因素。

有的"糖友"只关注血糖，但在血糖控制稳定的前提下，其他指标不达标，同样可以发生并发症。

⚠ 严重的低血糖也可能引发并发症

低血糖事件可诱发心脑血管事件,也可诱发严重的眼底出血、高血压甚至心衰。著名的糖尿病专家克赖尔教授曾经这样描述低血糖:"一次严重的低血糖或由此诱发的心血管事件,可能会抵消之前一生维持血糖在正常范围所带来的益处。"所以,"糖友"一定要在避免低血糖发生的基础上控制高血糖。

⚠ 血糖波动大对组织器官的损伤更大

糖尿病慢性并发症的发生、发展不光与高血糖有关,还与血糖的波动密切相关,甚至血糖波动大对组织器官的损伤更大,造成慢性并发症的概率更高。因此,应维持血糖平稳,避免血糖波动。

⚠ 遗传差异导致并发症发生概率不同

2型糖尿病的发病机制复杂,至今仍未完全研究清楚。科学家们发现,有着相同的血糖背景及相关发病时间的"糖友",并发症发生的概率也是完全不同的。这可能是由个体的遗传差异造成的。但是,控制血糖可以减少并发症发生的概率,这一点是毫无疑问的。

⚠ 并发症可能潜伏已久,但自己并不知道

1型糖尿病患者发病比较急骤,可以明确患病时间,而2型糖尿病患者大多数都不知道自己患糖尿病多久了,有些是由于并发症入院才发现糖尿病的,而那些意外检查出糖尿病的患者,可能已患病数十年之久,并发症早已出现。因此,在糖尿病诊断初期,医生都会做一个全面的检查,以期早日发现并发症,及早干预。

预防糖尿病慢性并发症的措施

糖尿病并发症可累及身体的各个器官、系统，包括心、脑、肾、神经、视网膜、皮肤、足等。糖尿病的慢性并发症往往是悄悄到来，不会引起广大"糖友"的重视，但慢性并发症一旦引起临床症状，往往病变已经不可逆或只有部分可逆，那么我们如何做才能预防慢性并发症的发生呢？

重视糖化血红蛋白，谨防微血管病变

血糖的控制影响全部糖尿病并发症的发生，糖化血红蛋白可反映"糖友"近两三个月内血糖控制的水平，糖化血红蛋白值大于正常值是 2 型糖尿病患者心肌梗死和微血管并发症发生的重要危险因素。

时刻关注体重、血压、血脂等危险因素

体重指数	肥胖者多合并胰岛素抵抗、脂代谢异常及高血压，这些均为糖尿病慢性并发症发生的危险因素。
血脂	高血脂可加重动脉粥样硬化，也是周围神经病变的危险因素之一。
胰岛素水平	高胰岛素血症是动脉粥样硬化的危险因素。高胰岛素血症也可以增加高血压的发生风险。
高血压	收缩压（高压）异常是 2 型糖尿病肾病并发症的危险因素。

定期体检、定期监测血糖很重要

糖尿病起病隐匿，尤其是 2 型糖尿病，病初往往症状不明显，所以定期体检，检查空腹血糖及餐后血糖，可以及早发现糖尿病，及早干预处理。对于患糖尿病多年的"糖友"，规律监测血糖，控制危险因素，是预防并发症的重要措施。具体监测方法可参考下图。

监测	频率	应对
血糖控制	患者症状和自我血糖监测结果如未达标，第 3~4 个月测定糖化血红蛋白	目标：通常推荐的糖化血红蛋白低于 7%，具体血糖应个性化
血脂	初筛：诊断时 待续筛查：每 12 个月	低密度脂蛋白胆固醇小于 2 毫摩尔/升（已患缺血性心脏病小于 1.8 毫摩尔/升）；总胆固醇小于 4 毫摩尔/升；高密度脂蛋白胆固醇大于 1 毫摩尔/升；甘油三酯小于 2 毫摩尔/升
血压	每 3 个月监测	鼓励所有血压升高患者进行非药物生活方式干预（如减少盐摄入、增加活动、减重、禁止饮酒）；如需用药，使用血管紧张素转化酶抑制剂（某某普利）或血管紧张素 II 受体拮抗剂（某某沙坦），除非有禁忌证
眼部检查	初筛：诊断时 持续筛查： 如眼部检查正常，至少每 2 年； 如确定任何视网膜病变，每年； 若病程长或糖化血红蛋白值高，每年	微小的非增殖性视网膜病变：每年眼部检查； 轻度非增殖性视网膜病变：眼科检查； 中至重度非增殖性视网膜病变：尽快就诊眼科； 增殖性视网膜病变或黄斑水肿：立即就诊眼科
肾病筛查	初筛：诊断时 持续筛选：第 12 个月	**微量白蛋白尿证据：** 6 ~ 12 周内 3 次测定至少 2 次确定异常，考虑血管紧张素转化酶抑制剂（某某普利）或血管紧张素 II 受体拮抗剂（某某沙坦）治疗。 **大量白蛋白尿证据：** 测定尿蛋白证实（超过 0.5 克/24 小时）； 测定肾功能；用血管紧张素转化酶抑制剂（某某普利）或血管紧张素 II 受体拮抗剂（某某沙坦）治疗，除非有禁忌证
神经病变筛查	每 12 个月检查双足； 如存在异常，每 3 ~ 6 个月检查	**存在如下证据，需长期治疗：** 明显外周血管疾病；保护性感觉缺失；肌萎缩导致的畸形；溃疡；感染 **存在如下证据，立即转诊专科评估和干预：** 明显缺血的皮肤病变； 缺血或无充分循环的溃疡

不要小看糖尿病的神经损害

神经系统主要分为中枢神经系统、周围神经系统、自主神经系统。说起糖尿病神经损害，很多人只知道手足麻木，但是神经系统遍布全身，糖尿病的神经损害可以有多种临床表现，可以造成很严重的后果。

周围神经病变严重影响患者的生活质量

周围神经系统分感觉神经和运动神经。运动神经负责支配肌肉的收缩和舒张，使身体完成各种运动；感觉神经使身体能够感觉到内外环境的温度、疼痛及方位的变化，使身体能够适应外部环境，具有自我保护的能力。糖尿病患者感觉神经病变最早最多。

感觉神经病变可表现为

感觉异常：如肢体麻木、蚁行感、针刺感、灼热感等。

感觉过敏：对冷热触觉极为敏感，轻微温度变化、触碰即可造成剧烈疼痛。

疼痛：似刀割火燎，夜间疼痛明显，严重影响睡眠。

感觉减退：表现为像戴手套、袜套样感觉，严重者可丧失冷热疼痛的感觉。

感觉神经病变，如感觉异常、感觉过敏、疼痛等，会严重影响患者生活质量，增加患者痛苦；感觉减退使患者缺乏面对危险的保护性反应，导致很多患者病情危重而不自知，从而延误治疗，甚至危及生命。

运动神经病变可表现为

肌肉萎缩：通常为该病变神经支配的肌肉萎缩，导致肌无力，甚至瘫痪。

面神经病变：面瘫。

动眼神经病变：眼睑下垂、复视。

运动神经病变相对少见，若糖尿病患者出现相应症状，应考虑糖尿病相关的运动神经受损。

自主神经病变会影响基本生命活动

自主神经支配心跳、呼吸、血压、肠蠕动、膀胱排尿、腺体分泌等，维持人体基本生命活动。自主神经病变很常见，却容易被忽视。

自主神经病变可表现为

胃肠功能紊乱：出现胃排空延迟、肠蠕动变慢，可造成顽固性便秘；也可造成胃肠蠕动增快，导致腹泻，或者腹泻、便秘交替出现；还会导致食物消化、吸收障碍，引起血糖波动。

泌尿系统异常：出现排尿无力，膀胱残余尿量增加，长此以往可导致尿潴留；出现排尿不畅，增加泌尿系统感染的风险。

生殖系统异常：男性出现勃起功能障碍等性功能障碍；女性则出现月经紊乱、阴道干燥、性冷淡。

皮肤出汗异常：当支配汗腺的自主神经病变时，一些患者会有皮肤出汗异常，比如非高温情况下头面部、躯干大量出汗。

无症状性低血糖：一般情况下，低血糖后人体会出现交感神经兴奋症状，如心悸、出汗等。但当患者自主神经损伤后，低血糖不会兴奋交感神经，造成无症状低血糖，如果持续低血糖不及时纠正，则可能出现生命危险。

中枢神经系统相关病变表现多样

中枢神经病变表现为

神经麻痹：包括动眼神经、外展神经、三叉神经麻痹，以及听力障碍，表现为神经性耳聋。

癫痫发作：大多跟治疗过程中的低血糖有关。

焦虑状态和认知功能下降：可以表现为焦虑、烦躁不安、苦闷、紧张、恐惧、多汗、心悸、脉快、睡眠障碍、记忆力减退。

脊髓病变：横贯性感觉障碍，腱反射活跃，病理反射阳性，可出现感觉性共济失调。

所以，千万不能小看糖尿病的神经损害，应关注神经损害相关症状，定期检查，及时处理。

高血压是糖尿病较常见的合并症

糖尿病合并高血压的发生率可达 30%~80%。糖尿病合并高血压的原因众多，1 型糖尿病患者出现的高血压，常与糖尿病肾病相关；而 2 型糖尿病患者合并高血压，通常与多种心血管疾病危险因素有关，如吸烟、血脂异常、肥胖、超重、缺乏体力活动、长期精神紧张等。

就诊时应常规测量血压

糖尿病合并高血压，使心血管疾病、脑卒中、肾病及视网膜病变等糖尿病慢性并发症的发生风险明显增加，也增加了糖尿病患者的病死率。反之，控制高血压，可显著降低糖尿病并发症发生和发展的风险。我国糖尿病指南建议：糖尿病患者就诊时应常规测量血压。

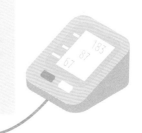

每 1 或 2 年进行靶器官损伤检测

对于诊断糖尿病之前即患有高血压的患者，除监测血压，选用合适的药物控制血压外，需每 1~2 年进行高血压患者靶器官损伤（心、脑、肾或血管等）的评估。

糖尿病患者一旦确诊患有高血压，鉴于糖尿病患者易出现夜间血压增高和清晨高血压的现象，建议患者除家庭血压测量外，可至医院进行 24 小时动态血压监测，以便于有效了解血压波动情况，指导选择合适的降压药物。

降压目标：130/80 毫米汞柱以下

一般糖尿病合并高血压患者降压目标应 <130/80 毫米汞柱；而老年或伴严重冠心病的糖尿病患者，由于血压过低会对患者产生不利影响，控制目标可适当放宽至 <140/90 毫米汞柱。

140/90 毫米汞柱

130/80 毫米汞柱

每日盐摄入量不超过 5 克

目前公认盐摄入过量会引发高血压。普通人每天盐的摄入量应控制在 6 克以内，而糖尿病合并高血压患者则每日不超过 5 克，如果有水肿等问题，则应不超过 3 克。所以，每日饮食除了食盐以外，还应严格控制含盐量高的食物，如酱油、咸菜、酱豆腐等。

把体重控制在正常水平

体重超标或肥胖，除了对血糖的控制造成不利影响外，也会增加心血管系统的负担，过多的脂肪组织造成身体外周阻力增加，心脏需要更大的压力才能把血液泵到外周组织中，这是诱发高血压的一个重要因素。衡量超重和肥胖最简便和常用的测量指标是身体质量指数（BMI）和腰围。前者通常反映全身肥胖程度，而后者主要反映中心型肥胖的程度。

$$\text{BMI} = \text{体重（千克）} \div \text{身高}^2\text{（米）}$$

- 成年人正常身体质量 指数为：18.5~23.9；

  $24 \leq \text{BMI} \leq 27.9$ 为超重，需要控制体重；

  $\text{BMI} \geq 28$ 为肥胖，应减重。

- 成年人正常腰围 <90/85 厘米（男 / 女）；

  如腰围 ≥ 90/85 厘米（男 / 女），同样提示需要控制体重。

在饮食方面要遵循平衡膳食的原则，控制高热量食物（如油腻食物、甜食、酒类）的摄入，适当控制碳水化合物，也就是主食的摄入量。

 专家提醒

减轻体重的要诀简单来说就是"管住嘴，迈开腿"。超重或肥胖患者减重的目标是 3~6 个月减轻体重的 5%~10%，通常以每周减重 0.5~1 千克为宜。

多吃富含钾的食物

用钾盐替代钠盐可减少钠摄入，有利于血压控制。所以要多选富含钾的食物。一般瘦肉、蔬菜和水果中都含有丰富的钾，"糖友"可根据自己的具体情况来进行选择。（肾功能不全、高钾血症患者除外）

限制饮酒对血压及血糖控制有帮助

建议尽量戒酒，如饮酒，女性一天饮酒的酒精量不超过 15 克，男性不超过 25 克（15 克酒精相当于 350 毫升啤酒或 150 毫升葡萄酒或 45 毫升蒸馏酒）。每周不超过 2 次。警惕空腹饮酒可能引发的低血糖。

每周至少运动 5 次，每次 30 分钟

在运动方面，评估无禁忌后建议进行规律的（每周大于 5 次，每次 30 分钟）及中等强度（50%~70% 最大心率，运动时有点用力，心跳和呼吸加快但不急促）的有氧运动，如步行、慢跑、骑车、游泳、健美操、跳舞等，选择自己感兴趣及易于坚持的运动为宜。

对于无减重需求的糖尿病合并高血压患者，规律运动有助于控制血糖，减少心血管危险因素，养成健康的生活习惯，培养活跃的生活方式。

血压≥140/90 毫米汞柱需考虑药物治疗

对于血压 ≥ 140/90 毫米汞柱的患者可考虑开始药物降压治疗，而血压 ≥ 160/100 毫米汞柱时应立即开始降压药物治疗，并可以采取联合用药。选择药物应综合考虑降压疗效、心脑肾的保护作用、安全性和依从性以及对代谢的影响等因素。优先选择可以有效平稳控制 24 小时血压（包括夜间血压与晨峰血压）的长效制剂，以减少血压昼夜波动。

糖尿病并发脂肪肝的健康指导

有研究显示,2 型糖尿病患者中, 脂肪肝的患病率高达 46%。糖尿病之所以容易合并脂肪肝, 主要是由于胰岛素抵抗导致体内葡萄糖利用减少, 脂肪分解加速, 血中脂肪酸增多, 大量的游离脂肪酸被肝脏摄取, 并以甘油三酯的形式在肝脏内堆积形成脂肪肝。

此外, 糖尿病合并脂肪肝还与高热量、高脂肪饮食及肥胖(尤其是腹型肥胖)有关。轻度脂肪肝一般无症状, 中、重度脂肪肝患者可出现疲乏无力、食欲不振、腹胀、嗳气、肝区胀满不适等症状, 尤其在饭后或运动时更加明显。

糖尿病并发脂肪肝可对人体带来极大危害。首先, 脂肪肝会导致严重的肝损害; 其次, 脂肪肝可以加重胰岛素抵抗, 加重糖代谢紊乱, 尤其是进展到重度脂肪肝或肝硬化阶段时, 由于肝功能异常, 不能将血液中过多的葡萄糖转化为肝糖原储存, 导致血糖难以控制。

为了有效防治糖尿病并发脂肪肝, 日常生活中,“糖友”需要注意以下几点。

控制膳食热量摄入

建议每天摄入的膳食热量为 500~1 000 千卡热量(相当于 150~300 克大米); 增加全谷类及膳食纤维的摄入; 一日三餐定时适量, 严格控制晚餐的热量和晚餐后进食行为。

限制含糖饮料、糕点; 碳水化合物摄入过多, 也容易导致血脂升高, 促进脂肪肝的发生, 所以要控制含较高碳水化合物的食物, 如精米、精白面、粉丝、粉条、藕粉等。

多吃蔬菜有利于控制体重、降低血脂

蔬菜本身能量低, 不容易增加体重; 蔬菜中含有较多的膳食纤维, 有饱腹感, 还可以减少食物中脂肪的吸收, 有利于控制体重; 此外, 蔬菜中含有的维生素 C、多酚类、黄酮类等, 对于降低血脂也可能有一定帮助。

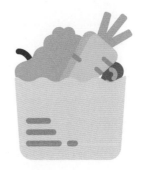

严格限制饱和脂肪酸的摄入

脂肪含有很高的能量，摄入过多的脂肪很容易造成体重超标，同时饱和脂肪酸还会增加血脂。所以，在适量摄入脂肪的前提下，多选择富含不饱和脂肪酸的食物，不吃或少吃饱和脂肪酸、反式脂肪酸及胆固醇高的食物。

含脂肪，特别是饱和脂肪酸高的食物有：肥肉及油炸食品、奶油、黄油及其制品。

含反式脂肪酸高的食物有：各种含人造黄油及人造奶油的食物（曲奇饼、蛋黄派、咖啡伴侣、沙拉酱等）、高温油炸食物（炸薯条、炸薯片等）。

含胆固醇高的食物，如蛋黄、鱼子、蟹黄、动物内脏等。

严禁酒精摄入

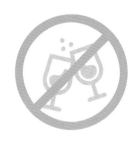

对于脂肪肝患者，戒酒是毋庸置疑的。酒精被摄入后，90% 以上由肝脏代谢。酒精在肝脏内先代谢为乙醛，最后代谢为乙酸。乙醛会对肝脏产生很大的损害，脂肪肝患者的肝脏已经受损，如果再饮酒，就会加速脂肪肝转向肝硬化和肝癌。

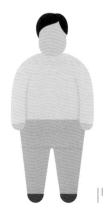

减少体重和腰围

减少体重和腰围是预防和治疗非酒精性脂肪肝及其并发症最为重要的治疗措施。糖尿病患者体内糖代谢紊乱，本身就容易导致脂代谢紊乱，如果同时有体重超标及向心性肥胖的话，则更容易造成血脂增高及肝内脂肪堆积。

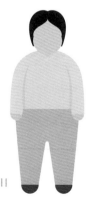

选择能坚持下来的体育锻炼方式

根据兴趣并以能够坚持为原则选择体育锻炼方式。研究证实：1 年内减重 3%~5% 可以逆转单纯性脂肪肝，而体重下降 7%~10% 能显著降低转氨酶水平。

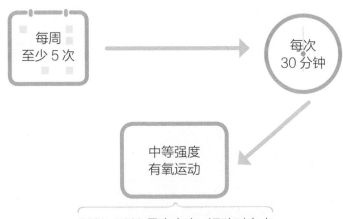

每周
至少 5 次

每次
30 分钟

中等强度
有氧运动

50%~70% 最大心率，运动时有点
用力，心跳和呼吸加快但不急促

药物也是控制脂肪肝的重要方面

大约 20% 的脂肪肝患者存在肝功能异常，通过生活方式干预和减重之后，部分患者的转氨酶可恢复正常。当患者血清转氨酶较高时，应根据实际情况应用保肝药物。

目前认为，脂肪肝如果不伴有高脂血症，不必用降血脂药物，因为此类药物并不能有效改善肝脏病变。

对于脂肪肝合并高脂血症的患者，目前并无证据表明他汀类药物会加重肝脏损害，可以在密切监测肝功能的前提下应用他汀类降脂药。

> 💡 专家提醒
>
> 脂肪肝的病因非常复杂，目前还没有针对脂肪肝的特效药。患者应长期坚持饮食控制和运动，并遵医嘱用药。由于肝脏具有极强的代偿能力，往往在疾病中晚期才出现症状，因此糖尿病患者需注意肝脏的体检，并及时治疗。

糖尿病合并痛风的健康指导

痛风与嘌呤代谢紊乱及（或）尿酸排泄减少所致的高尿酸血症直接相关。血尿酸水平增高不仅增加2型糖尿病的患病风险，而且是非糖尿病人群未来发生2型糖尿病的独立危险因素，还是糖尿病肾病进展和恶化的重要预测因子。

糖尿病患者患痛风的概率相对增加。一方面，随着血糖升高，尿糖也会升高，从而影响尿酸排泄量；另一方面，糖尿病患者常常伴有肥胖、代谢障碍、胰岛素抵抗等，从而影响尿酸代谢，使得尿酸的生成增加。

糖尿病并发痛风、高尿酸血症患者，首先应改善生活方式，适当合理应用降糖药物及降尿酸药物，使血尿酸达标，避免痛风反复发作。

限制高嘌呤食物，避免吃炖肉或卤肉

严格限制动物内脏、海产品和肉类等高嘌呤食物的摄入。但富含嘌呤的蔬菜（如莴笋、菠菜、蘑菇、花菜等）、豆类及豆制品与高尿酸血症及痛风发作无明显相关性，可不限制。鼓励患者多食用新鲜蔬菜，适量食用豆类及豆制品（肾功能不全者须在专科医生指导下食用）。

若想吃荤食时，可将肉煮熟，只吃肉而不喝汤，因为嘌呤是鱼汤、肉汤、火锅汤、菌类汤味道鲜美的来源。也可在烹调时，先用水焯一下食材，这样食材中的嘌呤可部分排出，从而降低嘌呤含量。尽量避免吃炖肉或卤肉。

高尿酸血症的饮食建议

饮食建议	食物种类
鼓励食用	蔬菜；低脂、脱脂奶及其制品；鸡蛋
限制食用	牛肉、羊肉、猪肉、海鲜；调味糖、甜点、调味盐（酱油和调味汁）；红酒、果酒
避免食用	果糖饮料；动物内脏；黄酒、啤酒、白酒

维持每日 2000~3000 毫升排尿量

大量喝水可以稀释血尿酸，大量排尿也会促进尿酸从尿中排出，可缩短痛风发作的持续时间，减轻症状。心肾功能正常者，维持每日 2000~3000 毫升排尿量。可饮用牛奶及乳制品（尤其是脱脂奶和低热量酸奶），避免饮用含果糖的饮料，果糖有促进尿酸合成并抑制尿酸排泄的作用。

可食用樱桃、桃子等果糖含量少的水果

水果因富含钾元素及维生素 C，可降低痛风发作风险。高尿酸血症患者可食用含果糖较少的水果，如樱桃、草莓、苹果、梨、桃子等。

禁酒，尤其是啤酒

酒精可以通过一系列的代谢过程及代谢产物来增加尿酸的生成，减少尿酸的排泄。饮酒是痛风发作的独立危险因素，它不需要与其他因素合作发生作用。例如，无论体重正常还是超重，无论血糖正常还是有糖尿病，只要喝酒太多，都会导致痛风发作的风险增加。特别是啤酒，啤酒在发酵过程中使用了大量的啤酒酵母，这些啤酒酵母含有大量嘌呤成分，虽然酒精度数不算高，但诱发痛风的风险最大。

避免吸烟和过度疲劳

吸烟或被动吸烟都会增加高尿酸血症和痛风的发病风险，应当戒烟、避免被动吸烟。同时要避免过度疲劳，不要熬夜，注意保暖。

不建议快速减重

肥胖是痛风发生的主要危险因素之一,减轻体重可有效降低尿酸水平。随着身体质量指数(BMI)的增加,痛风的发生率明显升高。建议高尿酸血症患者将体重控制在正常范围,即 BMI 在 18.5~23.9 之间。

痛风患者应控制体重,这是首要任务。但需要提醒的是,高尿酸血症或痛风患者不建议快速减重。因为体重下降过快,会使大量脂肪在短时间内氧化,产生较多的酮体,这些酮体会抢占尿酸的排泄通道,引起血尿酸增高。所以,应缓慢减重。

每周至少运动 150 分钟

运动可降低痛风发作次数,减少高尿酸血症相关死亡率。鼓励高尿酸血症患者坚持适量运动。

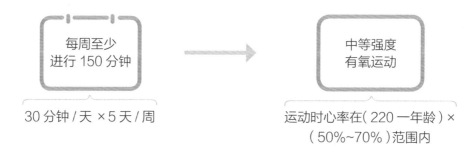

每周至少进行 150 分钟 → 中等强度有氧运动

30 分钟 / 天 × 5 天 / 周

运动时心率在(220 − 年龄)×(50%~70%)范围内

 专家提醒

避免剧烈运动或运动中突然受凉诱发痛风发作。痛风发作期间或有痛风性关节炎者,应避免关节受力的运动。

及时用药，尿酸控制目标：300微摩尔/升以下

根据《高尿酸血症和痛风治疗的中国专家共识》：

● 高尿酸血症是否需要治疗，要看是否存在痛风症状和体征，若均有，需要给予痛风治疗方案。

● 没有痛风症状和体征时，先看是否存在心血管病危险因素或心血管病及代谢性疾病。对于有危险因素及代谢性疾病患者，同时血尿酸（SUA）大于420微摩尔/升（男）或大于360微摩尔/升（女），以及没有危险因素，但是血尿酸（SUA）大于540微摩尔/升者，需要生活方式干预及降尿酸治疗。

● 对于没有痛风症状和体征，同时不存在心血管危险因素且血尿酸（SUA）小于540微摩尔/升，但大于420微摩尔/升（男）或360微摩尔/升（女）者，先采取生活指导3~6个月，如果无效，则增加降尿酸治疗。

对于糖代谢异常（糖尿病或糖耐量低减）合并痛风者，无论血尿酸水平如何，都应开始降尿酸治疗。根据高尿酸血症的原因，选择不同的药物方案，对于尿酸排泄不畅导致的高尿酸血症，可选择促进尿酸排出的药物，如苯溴马隆、丙磺舒；对于尿酸生成过多者，可选择抑制尿酸合成的药物，如别嘌呤醇、非布司他；另外还需要碳酸氢钠、枸橼酸氢钾钠碱化尿液。

目标是将尿酸稳定控制在300微摩尔/升以下。在治疗痛风合并高尿酸血症时，应考虑到降尿酸药物对血糖的影响，慎用药物如糖皮质激素。

 专家提醒

胰岛素、利尿剂可能会影响尿酸的排泄，糖尿病合并痛风患者尽量不要选择。

现有的临床资料显示，多数降糖药物对尿酸没有不良影响。二甲双胍可能通过多种机制降低尿酸；磺脲类药物可促进尿酸的排出；阿卡波糖可减小因蔗糖分解导致血尿酸水平升高的程度；噻唑烷二酮类药物可通过减轻胰岛素抵抗而降低血尿酸水平；达格列净、卡格列净等钠－葡萄糖协同转运蛋白2（SGLT-2）抑制剂能降低血尿酸水平。

糖尿病患者如何预防冠心病

糖尿病患者发生冠心病的风险是普通人群的 2 倍以上。糖尿病并发冠心病者有其自身特点，如多为"三支病变"，即三支血管，右冠状动脉、左冠状动脉前降支、左冠状动脉回旋支都发生比较严重的病变，合并全程冠状动脉狭窄居多。心绞痛症状常不明显，无症状心肌梗死发生率增加。既然冠脉事件是糖尿病患者的首要死因。那么，糖尿病患者该怎么预防冠心病呢?

糖化血红蛋白 7% 以下

 目标为正常或接近正常的血糖，即糖化血红蛋白 < 7%。

 对于某些低血糖风险极低的患者，可考虑更严格的目标，即强化治疗的糖化血红蛋白值 < 7%。

 对于有严重低血糖病史、期望寿命有限、年龄较大的患者，可考虑不太严格的目标，即糖化血红蛋白值 < 8%。

血压控制在 130/80 毫米汞柱以下

对于大多数合并高血压的糖尿病患者，美国糖尿病学会(ADA)推荐将血压控制在 140/90 毫米汞柱以下。对于冠心病风险较高者，可控制在 130/80 毫米汞柱以下。

超重或肥胖，冠心病发生率会增加

超重或肥胖者(参考身体质量指数 BMI)高胆固醇血症的发生率增加，冠心病的发生率大大高于体重正常者。高血糖本身对大血管的损害，会使"糖友"患冠心病的概率增加，如果再伴随超重或肥胖，则冠心病的发生率会增加更多。

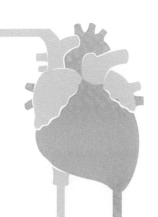

减少反式脂肪酸的摄入

反式脂肪酸主要是在食品加工过程中产生的，天然的反式脂肪酸极少。摄入过多的反式脂肪酸会损伤血管内皮，造成胆固醇等脂质更容易沉积在内膜损伤处，从而诱发冠心病。

有研究认为，单不饱和脂肪酸具有降低血脂和胆固醇的作用，对于预防心血管疾病有一定的益处。橄榄油、亚麻籽油、核桃油等富含单不饱和脂肪酸。

限制含钠及胆固醇高的食物

尽管近年来有些观点认为：从食物中摄入的胆固醇对血胆固醇的影响非常小，但我们仍然没有必要从食物中摄入过多的胆固醇。因为从食物中摄入过量的胆固醇不会给我们的健康带来益处。蛋黄、鱼子、蟹黄、动物内脏等，这些食物中含有较多的胆固醇，应该加以限制。含钠高的食物，如咸菜、酱油、臭豆腐、咸鱼、咸肉、部分奶酪、部分苏打饼干等，这些食物会引发心血管系统疾病。

 专家提醒

糖尿病并发冠心病患者，可经常选用的食物有：蔬菜，如绿叶菜、西红柿、黄瓜、茄子、苦瓜等；蛋清，其成分主要是蛋白质和水分，基本不含脂肪及胆固醇；各种粗杂粮，如糙米、薏米、燕麦、莜麦、荞麦、绿豆、红豆、芸豆、豌豆、莲藕、山药、南瓜、土豆、白薯、芋头等；白肉，如鸡肉、鱼虾等，与红肉（主要是畜肉）相比，白肉在提供优质蛋白的同时，对于心血管的健康更有益处。

乐观积极的生活态度可有效预防疾病

目前已经明确，心血管疾病的发生或发展，均与心理、情绪及社会刺激因素有关。乐观积极的生活态度可以有效地预防疾病。

运动可改善冠状动脉顺应性

运动不光可以改善血糖、血脂、减轻体重、降低血压，还有助于改善冠状动脉的顺应性，有利于血液在血管中的正常运行。伴有颈动脉、下肢动脉、冠状动脉疾病的糖尿病患者，应先进行运动耐量试验，以保证运动的安全。

戒烟是重要的治疗措施之一

吸烟有害健康，对糖尿病患者及血脂高的人危害更大。所以，对吸烟的糖尿病患者而言，戒烟是防治冠心病重要的措施之一。

加用他汀类药物控制血脂

血脂异常在糖尿病患者中很常见，无疑会增加发生冠心病的风险。糖尿病患者在必要时可加用他汀类药物，以改善血脂。

40 岁以上 且有临床冠心病的患者	40 岁以下 无临床冠心病的患者
无论基线血脂水平如何，都应在生活方式干预的基础上加用高强度他汀类药物治疗，目标低密度脂蛋白（LDL）值 < 1.8 毫摩尔 / 升（70 毫克 / 分升），甘油三酯（TG）值 < 1.7 毫摩尔 / 升（65 毫克 / 分升）。	如果有多种冠心病的危险因素，可以考虑在生活方式干预之外加用他汀类药物治疗，目标低密度脂蛋白（LDL）值 < 2.6 毫摩尔 / 升（100 毫克 / 分升）。

对动脉粥样硬化保持警惕性

糖尿病患者比普通人更容易，也更早出现动脉粥样硬化。且高血糖造成的动脉粥样硬化是全身性的，包括大脑动脉、冠状动脉、肾动脉、下肢动脉、视网膜动脉、肾小球动脉等。

动脉粥样硬化会造成肾病、心梗等多种病症

大脑动脉、冠状动脉粥样硬化斑块的形成及斑块的破裂是造成脑血管病、冠心病以致脑梗、心梗的主要原因。

肾动脉粥样硬化斑块，可造成肾动脉狭窄，导致肾性高血压，进一步加重动脉粥样硬化。

下肢动脉粥样硬化、闭塞，可造成下肢动脉粥样硬化闭塞症，甚至坏疽、感染。

视网膜动脉病变，可造成视网膜缺血、缺氧、水肿，甚至失明。

肾小球动脉病变，可造成糖尿病肾病，表现为肾病综合征甚至尿毒症。

评估动脉硬化及动脉斑块情况

"糖友"在努力控制好血糖的同时，一定要时刻保持对动脉粥样硬化的警惕性，不要认为只要控制好血糖就万事大吉，应该定期评估动脉硬化情况及动脉斑块情况，及时应用阿司匹林和降脂、稳定斑块的药物。

评估方法包括筛查血脂（甘油三酯、低密度脂蛋白胆固醇、总胆固醇、高密度脂蛋白胆固醇），颈动脉、下肢动脉超声评估有无动脉粥样硬化斑块形成及斑块的大小、稳定性等。无创/早期的动脉硬化监测，通过在上臂及脚踝处测得踝臂指数（ABI）识别大血管事件的高危者。趾臂指数（TBI）则能反映微血管是否堵塞。

给双脚多点呵护

糖尿病足是糖尿病患者因合并神经病变及不同程度的下肢血管病变，而导致下肢感染溃疡，形成（或）深部组织的破坏，俗称"烂脚"，是糖尿病最严重、治疗费用最高的慢性并发症之一，重者可能导致截肢甚至死亡。

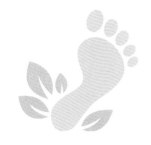

糖尿病足发展的三个阶段

1
间歇性跛行

由于血管供血不好，所以不能长时间走路，行走一段时间后足部会感到疼痛难忍，必须停下休息。如果此时坚持行走，会发生跛行，休息后可恢复，这种情况称为间歇性跛行。此时血管已经堵塞了60%~70%。

2
静息状态出现疼痛

不走路即发生血管供血不足，静息状态下即出现疼痛，患者会彻夜难眠，疼痛难忍，此时血管已经堵塞了80%~90%。

3
坏疽

坏疽就是坏死，俗称"烂脚"。血管100%堵塞，供血不好容易发生缺血、破溃、感染。糖尿病患者容易合并神经病变，由于感觉不灵敏或感觉缺失，可以完全没有症状。

糖尿病足的治疗原则是"预防大于治疗"。 日常生活中，糖尿病患者如果能给自己的脚更多的关注和呵护，则可以有效地预防糖尿病足的发生。

1 养成检查足部的习惯

每天仔细检查脚上是否有细微的损伤，如水疱、红肿、擦伤、趾甲异常、鸡眼和胼胝（俗称老茧）等，要特别注意检查趾间及脚底。极小的裂伤都可能引起感染且经久不愈。糖尿病患者由于足部感觉迟钝或丧失，有时受损伤了而不自知，对于感觉减退的"糖友"，需请家人帮助检查。

2 洗脚：水温 <37℃，浸泡 5~10 分钟

每日用温水及中性肥皂洗脚，水的温度不宜超过 37℃。不宜长时间浸泡双脚，浸泡 5~10 分钟后，即用柔软的浅色毛巾擦干（便于检查有无出血和渗出）。洗完脚后，可用皮肤护理膏涂抹于干燥处，足趾间应避免涂抹，足趾缝里不要残留水分。

3 细心修剪趾甲，避免过短或过长

剪趾甲时要确保在看清楚的状态下进行，避免剪得过深，也要避免将鸡眼和胼胝（俗称老茧）剪破，一旦发生，应去足病专科进行处理。不要去公共浴室修脚，不要让趾甲长得过长，剪趾甲后应用锉刀将边缘修光滑，以免将皮肤划伤。

4 选择合适的鞋袜，以免影响血液循环

选择大小适宜、透气性好、鞋底较厚、鞋内柔软的鞋，注意不要选择外露脚趾、带孔的凉鞋、拖鞋以及高跟鞋。

保持鞋的干燥，可同时备几双鞋轮换着穿。穿新鞋，尤其是皮鞋时，应短时间试穿，使脚慢慢适应，并随时仔细检查足部皮肤有无红肿及擦伤，即使轻微损伤，也要立即更换鞋子，同时对伤口作相应处理。

选择天然材质的袜子，袜子内不要有毛边，要勤换洗袜子，袜口不能太紧，以免影响足部的血液循环。

5 防止足部感染，禁止吸烟

绝对禁止吸烟，因为吸烟可造成血管痉挛而加重缺血，也应避免被动吸烟，即家庭成员也要戒烟。一旦患者的足部发生了外伤、破溃，要及时就医。对于较为严重的溃疡、坏疽，做好清创后，可局部使用抗炎软膏等辅助治疗，促进溃疡、坏疽的愈合。

6 把血压和血脂控制在更低的范围

糖尿病患者常常合并多种代谢紊乱，如血压高、血脂高，增加了动脉粥样硬化的风险。血液黏稠度高，也容易堵塞血管。所以除了控制好血糖外，对血压、血脂的控制也非常重要。糖尿病患者需要把血压、血脂控制在更低的范围。如控制血压 ≤ 130/80 毫米汞柱，总胆固醇 < 4.5 毫摩尔 / 升。

7 不让足部长时间负重

不要让足部长时间负重，足部有开放性损伤时应避免负重。运动时选择专业鞋类，尺码不宜过小。

只有注意到以上各方面的问题，才能够有效预防糖尿病足的发生。一旦出现双下肢发凉感、间歇性跛行、静息痛、双下肢麻木感及感觉异常，以及皮肤红肿、破溃流脓等情况时，应该及时到内分泌科、足病专科及相关科室进行诊治，避免发展为糖尿病足。

💡 专家提醒

有以下情况的"糖友"，需要格外关注自己的双脚。

①既往有过足溃疡病史或截肢史，独居，经济条件差，赤足行走者。

②合并神经病变者：有下肢麻木、刺痛及感觉异常症状者。

③血管条件不佳者：有双下肢发凉感、间歇性跛行、静息痛症状者。

④皮肤颜色暗红、发紫，皮肤温度降低，胼胝（俗称老茧），趾甲营养不良，皮肤干燥，足趾间皮肤糜烂等。

⑤爪形趾，踇趾外翻，夏科氏关节（也称无痛性关节病）等。

⑥总穿不合适的鞋袜：鞋子偏小，袜子偏紧。

"糖友"一定要重视糖尿病足的早期症状，一旦发生糖尿病足，应及时寻求专业的糖尿病足医生帮助，制订合理的处理方案。

一旦发现糖尿病足，立即就医

"糖友"一旦发现自己有糖尿病足，要立即就医，评估严重程度。因为糖尿病患者常常合并周围血管疾病、周围神经病变，对疼痛的感知力变差，使其不能及时引起足够的重视。事实上，糖尿病足实际的损伤程度往往大于表面的损伤程度，应及时评估下肢血管条件、神经条件、损伤范围，制订合理的治疗方案。

清创去除腐肉才能让伤口愈合

坏死的腐肉会影响伤口的愈合，增加感染的风险。清创去除坏死的腐肉才能使新鲜肉芽生成，让伤口愈合，糖尿病足患者应首选外科清创。伤口长期不愈合的患者应考虑是否合并了骨髓炎，需外科切除坏死骨才有可能治愈。

及时使用药物，促进伤口愈合

可以应用一些扩张血管、改善微循环、营养神经的药物，有助于局部伤口的血液供应，促进伤口愈合，如前列地尔、α–硫辛酸、神经节苷脂等；也可运用自体干细胞移植，在病变的下肢血管内输入经过特殊处理的干细胞，干细胞具有多向分化的特性，在缺血环境下可诱导新生血管形成，从而改善局部供血，达到治疗目的。

介入干预，开通血管

对于经过内科保守治疗无效、下肢缺血严重或者间歇性跛行症状影响工作和生活的"糖友"，经血管评估，可考虑介入治疗。主要方法包括经皮球囊血管成形术、血管内支架植入术等。介入治疗可迅速改善下肢血流，可大大加快伤口愈合的速度。但介入治疗同时存在相应的操作风险。

如果各种方法均无效，肢体发生坏疽或继发难以控制的感染危及生命时，就只好采取截肢手术。

莫让糖尿病眼病盯上自己

糖尿病并发的眼病，严重危害"糖友"的眼部健康，轻者视力下降，重者可导致失明。

当"糖友"出现以下症状时，应尽快找眼科医生检查眼睛。

❶ 视物模糊　　❹ 眼前有块状阴影漂浮物

❷ 视力减退　　❺ 双眼视力范围缩小

❸ 夜间视力差　❻ 头、眼部胀痛（眼压增高）

造成上述症状的糖尿病眼病种类多样，主要包括以下几类：

1. 糖尿病视网膜病变（简称"糖网"）：糖尿病视网膜病变是最主要也是危害最大的糖尿病导致的眼部慢性并发症。 糖尿病视网膜病变分为 6 期，1~3 期比较轻，属于非增殖期，表现为眼底微血管瘤、小片出血、渗出，处理得当则有机会逆转。4~6 期比较重，属于增殖型视网膜病变，表现为眼底新生血管、玻璃体出血及纤维性增殖，甚至视网膜脱离致患眼失明，一般不可逆转，只能控制。

2. 糖尿病性白内障： 糖代谢障碍导致晶体内细胞渗透压增高，使晶体纤维肿胀、浑浊。

3. 眼肌麻痹： 可能是营养神经的血管发生暂时性缺血导致。典型表现为突发单侧上眼睑下垂。

4. 青光眼： 新生血管性青光眼常表现为眼胀痛、头痛、视力急剧下降。糖尿病患者血糖控制不佳时，视网膜血管受损伤，视网膜缺血缺氧，血管内皮全长因子生成，诱导新生血管产生堵塞房角，从而造成新生血管性青光眼。

5. 角膜病变： 表现为眼干燥症、角膜上皮损伤、角膜知觉减退、角膜水肿及厚度增加、角膜自身荧光增强。

那么，"糖友"应该如何做，才能保护好自己的眼睛呢？

严格控制血糖是防治视网膜病变的根本措施

上述眼病发生机制无不与血糖控制不佳密切相关，故严格控制血糖，是防治糖尿病眼病的根本措施。糖尿病病程 20 年，血糖控制不佳的患者，80% 有糖尿病视网膜病变（"糖网"）；而控制良好者，只有 10%。

对于 1~3 期（早期）的"糖网"患者，严格控制血糖可以逆转糖尿病视网膜病变，延缓或不发展至 4~6 期"糖网"。

对于 4~6 期"糖网"患者，应适当放宽血糖控制目标，改善临床症状，保持视力，提高生活质量，延缓进入到完全失明的状态。

血糖控制不良的年轻糖尿病患者，如果在病变初期进行良好的血糖控制，能够阻止或逆转晶体的浑浊，避免发展至白内障。

高血压会加速视网膜病变

高血压会增加"糖网"风险，并加速视网膜病变的进展。据报道，糖尿病合并高血压患者，"糖网"发生率比不合并高血压患者高 34%。所以在控制血糖的同时，也要控制血压。

脂质异常会造成视力下降甚至失明

视网膜的脂质渗出与血胆固醇、低密度脂蛋白密切相关，侵犯黄斑可严重影响视力。脂质异常还可引起视网膜静脉血栓，造成视力严重下降，进而导致失明。

少看电子屏幕，避免眼睛过度疲劳

避免意外碰撞和意外损伤，注意清洁卫生，防止眼部感染；减少看手机屏幕、电脑屏幕、电视屏幕的时间，避免眼睛过度疲劳；保持大便通畅，避免便秘，大便费力会造成眼压一过性升高。

外出运动要做好眼部防护：日光强烈时，应佩戴防护镜，避免眼睛长时间暴露于强光之下；冬季室外活动也要注意眼睛的防护，避免雪地的紫外线损害视网膜，导致"雪盲"。

多食新鲜蔬菜和高膳食纤维食物

多食用富含维生素的新鲜蔬菜；多食用含膳食纤维的食物，防止便秘；并发青光眼患者一次性的饮水量要限制，可少量多次饮用；忌饮浓茶、咖啡、酒；忌辛辣、肥腻食物，辛辣的食物容易导致血管扩张，引起出血，特别在出血阶段尤其需要杜绝。

不推荐过多食用精制的米面，因其含碳水化合物较高，且各种维生素及矿物元素在精制过程中损失很大，不利于眼睛的健康和血糖的控制。

补充鱼油、维生素 A 等营养物质

鱼 油

鱼油中的 DHA（二十二碳六烯酸）和 EPA（二十碳五烯酸）是构成视网膜神经组织的重要脂类物质，同时也有助于降低血脂，保护血管的健康。

维生素 A 及 β－胡萝卜素

维生素 A 又名视黄醇，是保护视力健康不可或缺的维生素，严重缺乏维生素 A 会导致失明，维生素 A 在动物肝脏中含量丰富。β－胡萝卜素本身不具备上述作用，但它可在体内转变成维生素 A，从而发挥维生素 A 的作用。

叶黄素

叶黄素是类胡萝卜素的一种，也是构成人眼视网膜黄斑区的主要色素。现代人较多使用电脑和手机，其屏幕产生较多蓝光，蓝光在所有能达到视网膜的可见光中能量最高，对黄斑区的损伤作用最强，而叶黄素可以起到滤除蓝光的作用，从而保护视网膜组织。

维生素 B₁

维生素 B_1 是代谢碳水化合物过程中必不可少的营养素，缺乏维生素 B_1 可以引起多发神经炎。含维生素 B_1 丰富的食物有粗粮、豆类、瘦肉、动物内脏等。

抗氧化营养素

抗氧化营养素有助于保护血管及神经系统的健康，对于糖尿病等慢性疾病也有一定的益处。

选择散步、太极拳等有氧运动

"糖友"适合选择舒缓的有氧运动，如散步、太极拳、体操等。糖尿病患者的视力减退，要选择光线充足、地面平坦的场地，避免造成意外的伤害。避免长时间剧烈运动，跑步、打球等运动不适合糖尿病并发眼病患者，尤其是进入增殖期的糖尿病视网膜病变，新生的血管薄而脆，容易破裂出血。头部过多的震动和长时间的剧烈运动，玻璃体动荡增加，也会增加视网膜剥离的风险。避免引起眼压升高的运动，如举重物、蹲马步、俯卧撑、倒立等。

遵照医嘱，适当使用阿司匹林等药物

可根据眼底的情况遵照医嘱适当使用阿司匹林、羟苯磺酸钙等改善微循环的药物，以改善血管通透性、血液高黏滞性、血小板高聚集性，改善视网膜水肿。

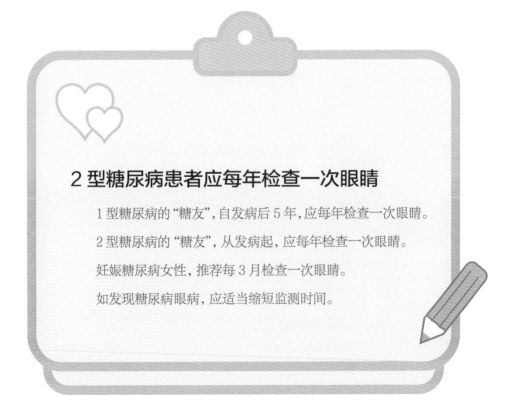

2型糖尿病患者应每年检查一次眼睛

1型糖尿病的"糖友"，自发病后5年，应每年检查一次眼睛。

2型糖尿病的"糖友"，从发病起，应每年检查一次眼睛。

妊娠糖尿病女性，推荐每3月检查一次眼睛。

如发现糖尿病眼病，应适当缩短监测时间。

糖尿病肾病，预防越早效果越好

糖尿病肾病已经成为我国慢性肾脏病的主要原因之一，如果控制不好，则可能进展至终末期肾病，也就是尿毒症。糖尿病肾病同时给患者带来了巨大的经济负担，"糖友"应在血糖、血压、血脂、尿酸、体重、限盐饮食等多个维度来综合调控、延缓糖尿病肾病进展。

血糖方面：控制糖化血红蛋白 7% 以下

糖尿病的控制及并发症研究显示：严格控制血糖的患者可使其患肾病的风险降低35%~56%。强化降糖，可部分逆转肾小球肥大和高滤过；可减少白蛋白排泄；可减缓肾小球滤过率下降的进程。

所以，应尽量让血糖保持在正常水平，一般糖化血红蛋白控制目标为 <7%。对于伴有合并症、预期寿命有限和低血糖高危患者，可适当放宽糖化血红蛋白的控制目标；但如发展至肾性贫血阶段、糖化血红蛋白数值仅供参考。

合理饮食，维持正常体重

1. 低盐、高膳食纤维饮食：严格限制钠盐摄入，每天钠盐摄入 <5 克，多吃粗粮。

2. 限制蛋白质摄入、优质蛋白饮食：早期患者每日蛋白质摄入量不超过总热量的15%，以优质动物蛋白为主，推荐每天每千克体重摄入 0.8 克蛋白。

3. 戒烟：吸烟不但可以增加动脉粥样硬化的风险，还可以使血管收缩，甚至闭塞，增加糖尿病肾病的发生率。

4. 降低或维持体重：肥胖本身可致肥胖相关肾病、糖尿病患者应保持身体质量指数BMI< 24。

专家提醒

如果蛋白质摄入量每天每千克体重 ≤ 0.6 克，应适当补充复方 α - 酮酸。对于已经开始透析的患者，可正常摄入蛋白质。

他汀类药物可减缓慢性肾脏病的进展

血脂水平的升高除了加快全身的动脉粥样硬化，还可能加快慢性肾脏病患者发生肾小球硬化。他汀类药物可显著减少蛋白尿或白蛋白尿，减缓慢性肾脏病的进展。降脂目标为：低密度脂蛋白水平降至2.6毫摩尔/升，合并冠心病者应降至1.8毫摩尔/升，总胆固醇水平降至4毫摩尔/升以下。

糖尿病肾病合并高血压，血压值应在 140/80 毫米汞柱以下

糖尿病肾病合并高血压的患者，目标血压值应≤ 140/80 毫米汞柱，≤ 130/80 毫米汞柱更佳，首选药物为血管紧张素转化酶抑制剂（ACEI，即"某某普利"）、血管紧张素Ⅱ受体拮抗剂（ARB，即"某某沙坦"）。可联合钙通道阻滞剂、利尿剂和 β 受体阻滞剂。对于难治性高血压，可考虑中枢 α 受体激动剂、α 受体阻滞剂和直接血管舒张剂。

使用降尿酸药物，纠正高尿酸血症

尿酸盐可沉积在肾脏上，加速糖尿病肾病的进展，高尿酸血症本身可导致痛风性肾病，应积极使用降尿酸的药物。

 专家提醒

血管紧张素转化酶抑制剂（ACEI，即"某某普利"）、血管紧张素Ⅱ受体拮抗剂（ARB，即"某某沙坦"）是目前机制最明确，效果最确切的肾脏保护药物，它们可以降低肾小球囊内压，降低尿蛋白的漏出，从而减少肾小球损伤。

新兴降糖药物钠－葡萄糖协同转运蛋白 2（SGLT-2）抑制剂（如卡格列净、恩格列净等），可同时收缩入球小动脉和出球小动脉，改善糖尿病高灌注状态，减少肾小球"过劳死"，从而降低肾病进展和肾脏终点事件的风险。

第八章

高风险人群平稳降血糖

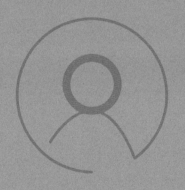

妊娠糖尿病：具有更为严格的诊断标准

妊娠合并高血糖为血糖管理带来新的挑战。若血糖过高，会造成不良妊娠结局，包括自然流产、胎儿畸形、巨大胎儿、胎儿高胰岛素血症、早产、低血糖、新生儿呼吸窘迫综合征等。如果过度限制饮食，会产生酮体，影响胎儿神经系统发育，营养不良还会导致胎儿宫内生长受限。那么如何实现合理的孕期血糖控制呢？

胰岛素抵抗是孕期高血糖的主要原因

妊娠期由于胎盘分泌的皮质醇、雌激素、孕酮等多种对抗胰岛素的激素，导致周围组织对胰岛素反应的敏感性下降。此外，胎盘还能分泌胰岛素酶，加速胰岛素的降解，这些因素使孕妇体内胰岛素抵抗逐渐加重。

正常孕妇由于雌、孕激素的作用，胰岛出现结构和功能上的变化，胰腺内 β 细胞数目适应性增加，胰岛素分泌较非孕期增加 2~3 倍，以代偿生理性胰岛素抵抗。某些孕妇 β 细胞数目增加减少，内源性胰岛素不足；β 细胞分泌功能缺陷，代偿胰岛素抵抗的分泌能力不足。胰岛素抵抗及 β 细胞分泌功能障碍，共同促进了孕期血糖的升高。

妊娠糖尿病的分类及诊断

《中国 2 型糖尿病防治指南》指出，妊娠合并高血糖可分为三类。

- 孕前糖尿病（PGDM），即孕前确诊的 1 型、2 型或特殊类型糖尿病。
- 妊娠期显性糖尿病，即孕期血糖达到非孕人群糖尿病诊断标准。
- 妊娠期糖尿病（GDM），即孕期不同程度糖代谢异常，未达显性糖尿病水平。

孕前糖尿病及妊娠期显性糖尿病的诊断标准，与成人糖尿病诊断标准一样。而妊娠期糖尿病的诊断标准更为严格：对所有尚未被诊断孕前糖尿病或妊娠期糖尿病的孕妇，在妊娠 24~28 周以及 28 周后，首次就诊时进行葡萄糖耐量试验（OGTT），满足以下任何一项，即诊断为妊娠糖尿病。

- 空腹血糖 ≥ 5.1 毫摩尔 / 升。
- 葡萄糖耐量试验（OGTT）1 小时，血糖 ≥ 10.0 毫摩尔 / 升。
- 葡萄糖耐量试验（OGTT）2 小时，血糖 ≥ 8.5 毫摩尔 / 升。

孕前就要了解自己的糖代谢状况

糖耐量异常及孕期高血糖的危险因素：糖尿病家族史、高龄、肥胖、多囊卵巢综合征、妊娠期糖尿病史或巨大儿分娩史、不良孕产史等。《中国 2 型糖尿病防治指南》上并未指出孕前一定要做糖代谢评估，但是有条件者尽量在怀孕前明确自己的糖代谢状况。对于已经有糖耐量异常及糖尿病的备孕女性，孕前血糖控制目标如下。

1　在不出现低血糖的前提下，空腹和餐后血糖尽量接近正常。

2　糖化血红蛋白（HbA1c）<6.5%，胰岛素治疗者 <7%。

3　餐前血糖 3.9~6.5 毫摩尔 / 升，餐后血糖 <8.5 毫摩尔 / 升。

孕前应停用他汀类等药物

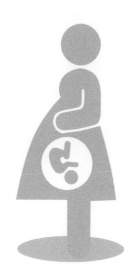

准备怀孕的糖尿病患者，孕前需进行慢性并发症筛查：未经治疗的增殖期视网膜病变患者不建议怀孕；对已有糖尿病肾病的患者而言，妊娠可加重已有的肾脏损伤；血压应该控制在 130/80 毫米汞柱以下。

孕前应停用二甲双胍以外的口服降糖药，及时加用或改用胰岛素治疗。停用血管紧张素转化酶抑制剂（ACEI，即"某某普利"）、血管紧张素 II 受体拮抗剂（ARB，即"某某沙坦"）、β - 受体阻滞剂（即"某某洛尔"）、利尿剂；停用他汀类及贝特类降脂药。

有糖尿病家族史、肥胖等危险因素，第一次产检应测空腹血糖

对于有危险因素的人群，第一次产检应该测空腹血糖。如果空腹血糖 ≥ 7.0 毫摩尔 / 升，可以直接诊断为孕前糖尿病。空腹血糖如果 >5.1 毫摩尔 / 升，要进行葡萄糖耐量试验，如果只有空腹血糖 >5.1 毫摩尔 / 升，不能直接诊断妊娠期糖尿病，应到孕 24~28 周再进行一次葡萄糖耐量试验。

孕早期糖代谢正常及其他未行糖代谢评估者，要在孕 24~28 周进行葡萄糖耐量试验。

血糖控制目标不是越低越好

妊娠期高血糖对孕妈妈和胎宝宝都有危害，所以孕期控制好血糖很重要。有的孕妈妈比较茫然，不知道孕期血糖到底控制在什么样的范围才是好的，是不是血糖控制得越低越好？下面我们就来看看孕期高血糖的控制目标。

妊娠期糖尿病（GDM）	孕前糖尿病（PGDM）
餐前血糖＜5.3 毫摩尔／升 餐后 2 小时血糖＜6.7 毫摩尔／升 餐后 1 小时血糖＜7.8 毫摩尔／升 夜间血糖≥3.3 毫摩尔／升 糖化血红蛋白（HbA1c）＜5.5%	餐前、夜间及空腹血糖 3.3~5.6 毫摩尔／升 餐后血糖峰值 5.6~7.1 毫摩尔／升 糖化血红蛋白（HbA1c）＜6.0% 妊娠早期勿过于严格，避免低血糖

孕期血糖 >4.0 毫摩尔／升为血糖偏低，需调整治疗方案；<3.0 毫摩尔／升，须立即给予处理。

每日进行 4 或 7 次血糖监测

新诊断的高血糖孕妇、血糖控制不良或不稳定者、妊娠期应用胰岛素治疗者，每日要进行 7 次自我血糖监测。

血糖稳定的妊娠期糖尿病患者、不需要胰岛素治疗的孕妈妈，每日进行 4 次自我血糖监测。到医院随诊之前，一周内至少完成 7 次自我血糖监测。

	三餐前 30 分钟	三餐后 2 小时	夜间
7 次自我血糖监测	√√√	√√√	√
4 次自我血糖监测	√（早餐前）	√√√	

动态血糖监测，适用于血糖控制不理想的孕妇

动态血糖监测能发现自我血糖监测不易探测到的血糖波动，尤其是发现夜间低血糖，分析血糖波动变化的趋势和特点，提供个体化血糖控制方案，适用于血糖控制不理想的孕妈妈。

控制总能量，营养搭配均衡

妊娠合并高血糖营养干预原则为：控制总能量；营养均衡搭配，碳水化合物50%~60%，蛋白质15%~20%，脂肪25%~30%；增加膳食纤维、维生素与矿物质的摄入；少食多餐，定时定量，强调睡前加餐，预防夜间低血糖；建议每餐后半小时进行30分钟低至中等强度的有氧运动；合理监测体重。

根据身体质量指数制订每日总能量。

妊娠前 BMI	能量系数（千卡 / 千克体重）	平均能量（千卡 / 天）
<18.5	35~40	2 000~2 300
18.5~24.9	30~35	1 800~2 100
≥ 25.0	25~30	1 500~1 800

根据孕前身体质量指数制定体重增长计划，世界卫生组织建议如下（目前暂无中国人数据）。

孕前体重	BMI	孕期体重增加范围（千克）
消瘦	<18.5	12.5~18.0
正常	18.5~24.9	11.5~16.0
超重	25.0~29.9	7.0~11.5
肥胖	≥ 30	5.0~9.0

及时启用胰岛素治疗

80% 的妊娠期糖尿病患者能通过饮食和运动控制血糖。但孕前糖尿病患者，难以单用饮食及运动控制血糖达标。诊断为孕前糖尿病或妊娠期糖尿病后，饮食和运动控制一周，若血糖仍不能达标者，可启用胰岛素治疗。或者饮食和运动后，血糖达标，但出现酮症，增加热量血糖超标者，也可选用胰岛素。有一级亲属糖尿病史、既往妊娠期糖尿病史、孕前及孕期 BMI 更高、诊断妊娠期糖尿病时孕周更小、葡萄糖耐量试验时多点血糖异常、不良孕产史者，更倾向使用胰岛素。

产后 6~12 周，重新进行葡萄糖耐量试验

怀孕期间未使用胰岛素者，产后恢复正常饮食，避免高糖高脂食物。怀孕期间使用胰岛素治疗者，若血糖恢复正常，可停用胰岛素。产后 6~12 周，重新进行葡萄糖耐量试验，评估糖代谢状态。妊娠合并高血糖者，母婴两代人糖代谢异常风险均增加，应及时随访。

儿童糖尿病：血糖更容易波动

　　儿童糖尿病和成人糖尿病一样，都是胰岛素分泌不足或胰岛素作用减弱，导致能量代谢失衡的结果。但儿童糖尿病血糖更难控制，原因如下：儿童夜间睡眠时间更长、行为和饮食习惯更不可预知、对低血糖的感知较差、对胰岛素的敏感性更高，所以儿童患者更容易出现低血糖或者高血糖。

应注意低血糖和微血管并发症

　　儿童由于存在生长发育的需要，饮食和运动与成年人有所不同，故血糖控制目标较成年人也不同。儿童和青少年的血糖控制目标也不同，反映了各阶段发育的差异。对于幼儿，低血糖对神经认知功能有一定影响，所以对幼儿及学龄前儿童，要积极预防低血糖。治疗也必须同时考虑到因血糖控制不良引起的高血糖，它与今后的并发症密切相关。

　　青春期的生长激素和性激素悄悄发生变化，一定程度上增加了胰岛素抵抗，对胰岛素的需求量增加。青春期的青少年叛逆性增加，依从性不佳，另外，从儿科转至内科治疗转换医生的过程中，患者的治疗方案可能会失去连贯性，导致血糖控制不佳。这时期的患者具有发生微血管并发症的高风险。

所有儿童阶段患者糖化血红蛋白应在 7.5% 以下

　　2012 年美国糖尿病学会（ADA）曾经推荐儿童糖尿病的控制目标为：6 岁以下糖化血红蛋白（HbA1c）<8.5%；6~12 岁糖化血红蛋白（HbA1c）<8%；13~19 岁糖化血红蛋白（HbA1c）<7.5%。

　　但是随着研究证实，高血糖对中枢神经系统有潜在风险，美国糖尿病学会（ADA）于 2014 年改变 1 型糖尿病儿童的血糖控制目标为：无论什么年龄阶段的儿童患者，糖化血红蛋白（HbA1c）目标都为 7.5%。同样，国际儿童和青少年糖尿病组织（ISPAD）也主张：所有儿童阶段患者的糖化血红蛋白（HbA1c）目标都为 7.5%。条件允许的话，应该尽量使糖尿病患儿接近正常的血糖和糖化血红蛋白水平，同时要尽量避免低血糖。

国际儿童和青少年糖尿病组织血糖控制目标（2014）

控制水平	理想	良好	一般	危险
临床评估				
血糖升高	无高血糖	无症状	多饮，多尿	视物模糊、发育不良、青春期延迟、学校缺勤、皮肤生殖器感染、血管并发症征象
低血糖	无低血糖	无严重低血糖	频发低血糖	严重低血糖发生（意识丧失和／或惊厥）
生化检查评估				
自我血糖监测（毫摩尔／升）早晨空腹或餐前	3.9~5.6	5~8	>8	>9
血浆葡萄糖（毫摩尔／升）				
餐后血糖	4.5~7.0	5~10	10~14	>14
睡前血糖	4.0~5.6	6.7~10	<6.7 或 10~11	<4.4 或 >11
夜间血糖	3.9~5.6	4.5~9	<4.2 或 >9	<4.0 或 >11
HbA1c（%）	<6.5	<7.5	7.5~9.0	>9.0

儿童糖尿病常优先选择胰岛素治疗

胰岛素替代治疗是 1 型糖尿病治疗的关键药物，一经确诊，一般终身使用；而儿童糖尿病绝大多数属于 1 型糖尿病。

人胰岛素可以适用于任何年龄阶段的儿童；速效胰岛素类似物中，门冬胰岛素被我国食品药品监督管理局（CFDA）批准用于 2 岁以上儿童及青少年；赖脯胰岛素建议使用年龄是 12 岁以上；长效胰岛素类似物中，甘精胰岛素及地特胰岛素被食品药品监督管理局（CFDA）批准用于 6 岁及以上儿童与青少年。

根据家庭经济情况及患者的依从性，选择适宜的胰岛素的给药系统，可以选择胰岛素笔皮下注射，或者胰岛素泵全天候胰岛素输注。其中，胰岛素泵能更好地模拟生理状态下胰岛素的分泌模式。

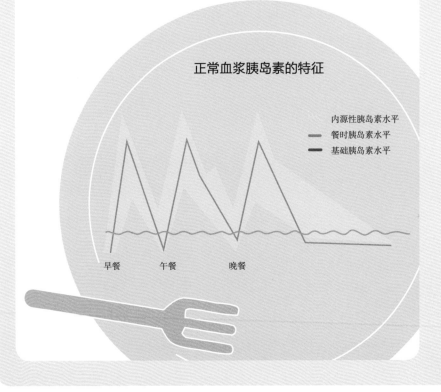

正常血浆胰岛素的特征

内源性胰岛素水平
餐时胰岛素水平
基础胰岛素水平

早餐　　午餐　　晚餐

胰岛素泵的优点	胰岛素泵的缺点
更好地适应进食时间	费用稍高
更好地与食物分量相适应	持续和泵相接触，需要儿童能接受全天佩戴泵
强化控制血糖的能力	皮肤感染发生可能性增加
严重的低血糖症发生更少	输注管卷曲、空气气泡存在及导管脱出等意外，可能会增加高血糖和糖尿病酮症酸中毒的发生风险
注射次数减少	
能即时给予胰岛素	

二甲双胍不推荐用于 10 岁以下儿童

尽管成人 2 型糖尿病有多种药物可供选择，但在世界上大部分地区，仅批准二甲双胍和胰岛素应用于青少年，并且二甲双胍不推荐用于 10 岁以下儿童。

在肝肾功能不全、严重感染、重大手术、放射检查使用碘化造影剂时，停止使用二甲双胍。此外长期使用二甲双胍可能会导致维生素 B_{12} 缺乏。

接受自我血糖监测训练，定期监测血糖

诊断时测糖化血红蛋白（HbA1c）1 次，以后每 3 个月测定 1 次。所有儿童糖尿病患者和他们的家庭，都应该接受自我血糖监测的训练。在急性疾病期间，每天至少监测 4~6 次血糖；血糖控制稳定时，可每周检测 1 次空腹和餐后血糖。胰岛素强化治疗时，血糖监测应 >3 次 / 天。

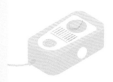

儿童和青少年每天所需热量计算

计算儿童和青少年每天所需热量的通用表。

年龄		热量需要
0~12 岁		第一年 1000 千卡，1 岁以后每年增加 100 千卡
12~15 岁	女性	1500~2000 千卡，12 岁后每年增加 100 千卡
	男性	2000~2500 千卡，12 岁后每年增加 200 千卡
15~20 岁	女性	29~33 千卡 / 千克理想体重
	男性	33~40 千卡 / 千克理想体重

运动可以改善血糖、血脂和血压

1 型糖尿病患儿，可以通过体育锻炼、饮食和药物治疗相配合，促进血糖的最佳控制；2 型糖尿病患儿多伴有肥胖、血脂异常、高血压等，运动治疗可以减轻体重，减轻胰岛素抵抗，减少胰岛素的用量，改善血脂异常和高血压，因此意义更大。对于儿童糖尿病患者而言，运动时需要注意以下几点。

餐后 1 小时左右运动较好，不易发生低血糖。

运动后 6~12 小时内可能会发生低血糖，这就是所谓的延迟影响。需要及时监测血糖，调整运动频率，鼓励在运动前、运动时及运动后监测血糖。

如果运动前血糖低于 5.6 毫摩尔/升，应先进食碳水化合物为主的点心。如果发生酮症或血糖高于 16.7 毫摩尔/升，最好避免体力活动。

患儿应该戴着糖尿病识别标志，比如手镯、项链、胸卡等，以便让不熟悉病史的救助人员第一眼看到并了解病史。体育老师应该知情并为患儿制订特别的运动计划。

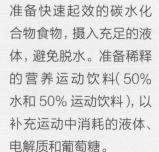

准备快速起效的碳水化合物食物，摄入充足的液体，避免脱水。准备稀释的营养运动饮料（50% 水和 50% 运动饮料），以补充运动中消耗的液体、电解质和葡萄糖。

老年糖尿病：要关注认知功能

人口老龄化是全球的趋势，糖尿病是影响老年人健康的常见慢性病之一。在《美国糖尿病协会（ADA）糖尿病诊疗指南》中，把65岁以上老年人的糖尿病称为老年糖尿病。老年糖尿病按其发病时间，可分为老年期起病的糖尿病和青壮年起病而延续至老年期的糖尿病。

老年糖尿病患者易合并高血压、血脂异常、心脏病、认知障碍、骨质疏松、尿失禁等疾病，也容易跌倒。这些状况会影响老年糖尿病的自我管理能力，容易出现血糖控制不佳的局面。

在老年人血糖管理的过程中，需要注意以下要点。

65岁以上的患者，每年进行一次认知障碍筛查

《美国糖尿病协会（ADA）糖尿病诊疗指南》提示，可采用简易精神状态检查表（MMSE）或蒙特利尔认知评估量表（MoCA）等简易评分工具进行初步筛查，≥65岁的患者，应每年进行一次轻度认知障碍或痴呆筛查。若患者有认知功能障碍或痴呆，则监护人需加强对患者的帮助和管理。

简易精神状态检查表（MMSE）的优点

作为认知障碍检查方法，应用得较多，范围较广，不仅可用于临床认知障碍检查，还可以用于社区人群中痴呆的筛选。作为认知障碍的初步检查方法，具有简单、易行、效果较理想等优点。

简易精神状态检查表（MMSE）的使用方法

由20个问题，共30项组成。每项回答正确计1分，错误或不知道计0分，不适合计9分，拒绝回答或不理解计8分。在积累总分时，8分和9分均按0分计算。最高分为30分。文盲小于17分、小学文化程度小于20分、中学文化程度以上小于24分均为有认知功能障碍或痴呆。

题号	检查内容	记分	项目号
1	现在是哪一年?	☐	1
2	现在是什么季节?	☐	2
3	现在是几月份?	☐	3
4	今天是几号?	☐	4
5	今天是星期几?	☐	5
6	我们现在是在哪个国家?	☐	6
7	我们现在是在哪个城市?	☐	7
8	我们现在是在哪个城区?	☐	8
9	这里是哪个医院(胡同 / 地方)?	☐	9
10	这里是第几层楼(门牌号是多少)?	☐	10
11	我告述你三样东西,在我说完之后请你重复一遍它们的名字: 树、钟、汽车。请你记住,过一会儿我还要你回忆出它们的名字来。	树 ☐ 钟 ☐ 汽车☐	11 12 13
12	请你算算下面几组算术: $100-7=?$ $93-7=?$ $86-7=?$ $79-7=?$ $72-7=?$	☐ ☐ ☐ ☐ ☐	14 15 16 17 18
13	现在请你说出刚才我让你记住的那三种东西的名字。	树 ☐ 钟 ☐ 汽车☐	19 20 21
14	(出示手表)这个东西叫什么?	☐	22
15	(出示铅笔)这个东西叫什么?	☐	23
16	请你跟我说 "如果、并且、但是"。	☐	24
17	我给你一张纸,请你按我说的去做,现在开始: 用右手拿着这张纸; 用两只手将它对折起来; 放在你的左腿上。	☐ ☐ ☐	25 26 27
18	请你念念这句话,并按上面的意思去做:"闭上你的眼睛。"	☐	28
19	请你写一个完整的句子。	☐	29
20	请你按这个样子把它画下来。 	☐	30

老年人低血糖风险增加，应监测睡前血糖

老年糖尿病患者易出现低血糖的原因

由于大多数老年糖尿病患者存在胰岛素分泌不足的问题，需使用胰岛素治疗。	老年人多合并肾功能减退，药物清除速率减慢，更易发生低血糖事件。	老年人合并认知功能障碍的比例较高，使血糖监测、胰岛素注射等常规的糖尿病自我管理能力下降，低血糖发生的风险也随之增加。

除此之外，老年糖尿病患者由于自主神经受损，交感神经对低血糖的反应减弱，常常缺乏自主神经兴奋的症状，如心慌、出汗、焦虑等，仅表现为乏力、烦躁，故不易被及时发现，而直接导致低血糖昏迷。低血糖可兴奋交感神经，使心率加快、血管收缩、血压升高，诱发急性心肌梗死和脑血栓形成。长期处于低血糖状态，还可引起患者认知功能障碍。所以，老年人更应注意监测睡前血糖，如疑有夜间低血糖发作，应监测凌晨3点血糖。

避免使用容易发生低血糖的药物。肾功能不全患者，在选择降糖药物时也会受到限制，应该由内分泌科医生及肾科医生联合制订降糖方案。很多市面上的保健品号称成分纯天然，但可能含有降糖的药物，购买前请咨询医生。

出现疲倦、乏力、食欲差，要引起重视

老年糖尿病患者，缺乏典型的"三多一少"症状。故老年人发现糖尿病多数为出现并发症的时候，大多因为视网膜病变、糖尿病足、糖尿病周围神经病变、心脑血管疾病前来就诊。老年糖尿病患者因为口渴中枢不敏感，容易出现高渗状态导致神志改变甚至昏迷。合并感染的患者也不一定伴有明显的高热，可能仅出现疲倦、乏力、食欲差。这些都提示家属，要注意观察老年糖尿病患者的精神状态。

老年人要关注餐后高血糖

很多患者只会监测空腹血糖，但老年糖尿病患者多数属于 2 型糖尿病，其血糖普遍以餐后血糖高为主要表现。加上许多老年人餐后缺乏运动等原因，导致餐后血糖更高。餐后高血糖的管理，要注意以下几点。

保持良好的生活习惯：坚持饭后运动；不进食稀饭、汤泡饭、糊状食物等；建议进食混合餐，减慢食物在胃内的排空速度；调整好心态，减少情绪对血糖的影响。

及时调整治疗方案：口服降血糖药物可能发生继发性失效，应及时找医生调整治疗方案，最好联合用药，必要时改用胰岛素治疗；注意其他药物与降血糖药物联合使用时的相互影响。

慎重使用对血糖有影响的药物：选择下列药品治疗其他基础疾病时，应该注意其对血糖的影响，如利尿剂中的噻嗪类、吲达帕胺类、呋塞米等；甲状腺激素；糖皮质激素。

调整胰岛素治疗方案：正在使用胰岛素治疗的"糖友"，应该找专科医生，重新调整治疗方案。遵医嘱更换胰岛素剂型，增加速效胰岛素比例，便于更好地控制餐后血糖。

掌握药物的给药方式和给药时间：口服促胰岛素分泌剂餐前服；α - 糖苷酶抑制剂餐中嚼服；二甲双胍餐前或餐中服。α - 糖苷酶抑制剂和格列奈类药物主要控制餐后血糖，是控制餐后高血糖的首选药物。注射胰岛素前必须摇匀，动物胰岛素和人胰岛素必须注射 30 分钟后才能进食。注意胰岛素的注射方法和保存方式。

警惕低血糖后的高血糖反应：有些"糖友"，因饮食不规律，药物使用不当，可发生低血糖。低血糖后，由于交感神经兴奋，肾上腺素及去甲肾上腺素等升血糖激素分泌增多，使血糖升高。若饮食规律，原用胰岛素剂量不变，空腹血糖控制良好，应监测餐后 1 小时血糖，看有无低血糖反应。当出现低血糖时，人体会自动调动应激激素，使血糖升高，这时应及时调整饮食和药物治疗方案。

不吸烟喝酒，不吃辛辣刺激性食物

不甜： 即低糖及低升糖指数饮食。

不咸： 即低盐饮食，做菜应少放盐，一般1天不超过6克，不吃腌制的菜食。

禁酒： 目前有研究提示，酒精根本不存在"安全摄入量"，无论饮多饮少，对身体都有害。

不腻： 即低脂饮食，少食油脂类。不吃油腻的食物，特别是含有动物油脂类多的食物。

不吸烟： 吸烟会增加糖尿病的患病风险，吸烟和糖尿病一样都是冠心病的独立危险因素。

不辣： 尽量少吃或不吃辛辣刺激性食物。

运动以不感到疲劳为宜

老年糖尿病患者运动前先要做一次全面体检，了解心肺功能状况，以便确定自己是否适合运动。合并各种感染，心功能不全、心律失常并且活动后加重者，严重糖尿病肾病、糖尿病视网膜病变者，糖尿病足、糖尿病酮症者均不适合运动。

运动应循序渐进、长期坚持，以不感到疲劳为宜，避免过劳引起酮症。运动方式和运动量的选择应该个体化，根据性别、年龄、体型、体力、运动习惯和爱好制订适当的方案。

运动方式可以是有氧运动、力量锻炼或柔韧性训练，包括快走、慢跑、太极、八段锦、游泳等。坚持每天锻炼至少30分钟，每周至少150分钟。老年糖尿病患者，运动后每分钟的心率最好在"170-年龄"上下为宜。

口服降糖药前需注意肾功能

选择降糖药物前需参考患者的胰岛功能。现在患者中，依然存在"用了胰岛素就会上瘾"这样的认识误区，需要医护人员开展更多宣传教育。

对于胰岛功能受损严重、胰岛素分泌绝对不足的患者，口服降糖药并不能促进足够的胰岛素分泌，需要补充注射胰岛素才能维持人体正常的糖代谢。对于存在严重高血糖、糖尿病急性并发症、急性感染、外伤、手术等应激状态下选用胰岛素的患者，度过应激状态后，选用胰岛素还是口服降糖药，应视胰岛功能决定，不存在"使用胰岛素会上瘾"这样的说法。选择口服降糖药时需注意患者肾功能，肾功能减退会导致药物的代谢及清除减少。

根据肾小球滤过率（GFR）选择口服降糖药

药物 ＼ CKD 分期 GFR	1~2 期 ≧ 60	3a 期 59~45	3b 期 44~30	4 期 29~15	5 期 < 15
二甲双胍	深色	浅色			
格列本脲	深色				
格列美脲	深色				
格列吡嗪	深色	浅色	浅色		
格列喹酮	深色	浅色	浅色	虚线	
格列齐特	深色	深色	虚线		
瑞格列奈	深色	深色	深色	深色	深色
那格列奈	深色	浅色	浅色	浅色	
吡格列酮	深色	深色	虚线	虚线	虚线
阿卡波糖	深色	深色	深色		
伏格列波糖	深色	深色	深色		
西格列汀	深色	浅色	浅色	虚线	虚线
沙格列汀	深色	浅色	浅色		
维格列汀	深色	深色			
利格列汀	深色	深色	深色	深色	虚线

注：➤ 深红色箭头表示无需减量　➤ 浅色箭头表示减量　≫≫ 虚线箭头表示用药经验有限

CKD：慢性肾脏病　GFR 单位：毫升 / 分钟 /1.73 平方米

* 对于糖尿病患者的治疗方案需由经治医生决定，本图仅供参考

图书在版编目（CIP）数据

血糖控制一本就够 / 李宁，李乃适主编 . — 南京：江苏凤凰科学技术出版社，2020.01（2024.05 重印）
（汉竹·健康爱家系列）
ISBN 978-7-5537-5823-7

Ⅰ.①血… Ⅱ.①李… ②李… Ⅲ.①糖尿病 – 防治 Ⅳ.① R587.1

中国版本图书馆 CIP 数据核字（2019）第 195073 号

中国健康生活图书实力品牌

血糖控制一本就够

主　　　编	李　宁　李乃适
编　　　著	汉竹
责 任 编 辑	刘玉锋　姚　远
特 邀 编 辑	陈　岑
责 任 校 对	仲　敏
责 任 监 制	刘文洋

出 版 发 行	江苏凤凰科学技术出版社
出版社地址	南京市湖南路1号A楼，邮编：210009
出版社网址	http://www.pspress.cn
印　　　刷	南京新世纪联盟印务有限公司

开　　　本	720 mm×1 000 mm　1/16
印　　　张	11
字　　　数	300 000
版　　　次	2020年1月第1版
印　　　次	2024年5月第26次印刷

标 准 书 号	ISBN 978-7-5537-5823-7
定　　　价	39.80元

图书如有印装质量问题，可向我社印务部调换。